DE GENEZENDE KRACHT VAN MOEDER NATUUR

Yogacharya Shri Anmol Yadav

Inhoudsopgave

Voorwoord

Beste lezers

Dit boek is mijn eigen verhaal. Ik heb veel geleerd van mijn levenservaringen. De ervaringsgebieden zijn juiste voeding, ayurveda, natuurgeneeskunde, spiritualiteit en goddelijke kennis. Welke kennis ik vandaag ook heb opgedaan, de bron ervan is mijn ziekte van twee jaar. Als ik deze twee jaar niet had geleden, zou ik onaangetast zijn gebleven door deze kennis. Voor 2018 was ik helemaal gezond. Lijdde aan ziekten van april 2018 tot januari 2020. Ik ben volkomen gezond van februari 2020 tot vandaag augustus 2022. Van februari 2020 tot vandaag heb ik, bij de gratie van God, geen enkele medicijnpil gegeten. Ik heb er het volste vertrouwen in dat, hoeveel jaar ik ook leef, ik dat jaar nooit ziek zal worden. Dit kan alleen door kennis. Ik ga deze kennis gewoon met jullie allemaal delen. Dus ga met me mee op deze reis waarin ik je zal vertellen hoe ik ziek werd. Twee jaar lang wist ik niet hoeveel medicijnen ik nam en bezocht ik talloze doktoren. Vanaf het jaar 2020 februari begon ik veranderingen aan te brengen in mijn dieet, voornamelijk natuurlijke voeding, waardoor al mijn ziekten werden beëindigd. Dit is geen wonder, maar een complete wetenschap. De kennis die je opdoet na het lezen van dit boek is voornamelijk als volgt. Hoe gas in het lichaam wordt gevormd en wat te doen zodat er helemaal geen gas in het lichaam ontstaat. Waarom wordt zuurgraad gevormd? De volledige genezing door middel van voedsel. Wat veroorzaakt constipatie en de behandeling ervan. 90% van de ziekten in de wereld ontstaan door deze drie redenen. Als je ze geneest, worden de rest van de ziekten automatisch genezen. Ik heb dit boek opgedeeld in drie delen. Het eerste deel is mijn levensverhaal. In dit gedeelte vindt u details over zowel de ziekte als de behandeling ervan. Het tweede deel is van Ayurveda waarin we Ayurveda in eenvoudige taal hebben gedefinieerd. Het derde deel gaat over spiritualiteit en de Bhagavad Gita waarmee je je subtiele lichaam, d.w.z. geest, kunt genezen. Nadat je de kennis van God hebt gekregen, zul je in staat zijn om de juiste manier van leven te leren kennen.

Hoofdstuk 1 - Tijdens de ziekte

Darmmicroben onevenwichtigheid

Dit is van januari 2018. Ik heb kiespijn. Ik ga naar een civiel ziekenhuis. De dokter geeft me wat medicijnen, waaronder een antibioticum. Mijn kiespijn is genezen door deze medicijnen te nemen. Er is een probleem met antibiotica. Dit zorgt voor een disbalans in onze darmmicroben. Als we antibiotica gebruiken, sterven veel goede bacteriën uit de maag. We noemen dit proces darmmicroben onbalans. Dit verzwakt de verteringskracht van de maag.

Bijwerkingen van het eten van knoflook

Het echte verhaal begint in april 2018. Op een avond kreeg ik honger. Er waren wat grammen in de voorraadkast op kantoor, die ik heb opgegeten. Mijn spijsvertering was al zwak en na het consumeren van gram voelde ik me de volgende dag ongemakkelijk en lichte pijn in de maag. Ik ga naar een dokter en neem wat medicijnen, maar ik krijg geen verlichting. Daarna eet ik 's avonds een teentje knoflook. De volgende dag na het eten van knoflook, voel ik warmte in de maag en komt het gas helemaal niet meer uit de maag. Met andere woorden, ik kon het gas dat in de maag werd gemaakt niet verwijderen. U kunt begrijpen wat de toestand zal zijn van een persoon die gas in zijn maag heeft, maar als hij niet in staat is om het gas te verwijderen. Daarna ging ik naar een burgerziekenhuis. Van daaruit enkele medicijnen meegebracht die door de dokter waren gegeven. Nadat ik die medicijnen had ingenomen, werd de warmte in mijn maag iets minder, maar ik kon het gas dat zich in mijn maag had gevormd nog steeds niet verwijderen. Daarna ging ik naar een privé-gastro-enteroloog (dokter 1), dwz maagdokter. Na alle klinische tests werden enkele medicijnen gegeven. Zelfs nadat ik die medicijnen had ingenomen, bleven mijn problemen hetzelfde.

Bijwerkingen van claritromycine-antibioticum

Het is een kwestie van augustus 2020, het was toen het regenseizoen. Sinds het begon te regenen, toen ik 's ochtends wakker werd, kreeg ik maagzuur. Vroeger maakte ik zuur, dat is tegenwoordig bekend, maar op dat moment kon ik niet begrijpen wat er in de maag gebeurde. Tot die tijd was er geen informatie over wat zuurgraad is. Vandaag, met de kennis die ik heb opgedaan over gas, verzuring, obstipatie en algehele gezondheid, zal ik mijn hele leven gezond blijven. Ziekte is gewoon een gebrek aan informatie en niets anders.

Zuurgraad werd maar weinig aangemaakt en ik bleef de hele dag gezond, dus ik bezocht geen enkele dokter. Na een paar dagen begon de zuurgraad een vreselijke vorm aan te nemen. Op 15 augustus 2020 ben ik 's avonds naar een Private Gastro-enteroloog (Dokter 2) geweest. Die dag heeft hij geen medicijnen gegeven en gezegd dat uw endoscopie morgen wordt gedaan en daarna de medicijnen worden gegeven na het zien van het rapport. Endoscopie werd de volgende dag gedaan en Gastritis H. Pylori-infectie kwam in het rapport. De dokter gaf medicijnen gedurende 15 dagen. Toen ik geen verlichting zag van deze medicijnen, ging ik na 15 dagen opnieuw naar de dokter. Deze keer schreef de arts een H Pylori-kit voor, waarin de belangrijkste geneesmiddelen claritromycine, amoxicilline en pantoprazol waren. Nadat ik deze medicijnen had ingenomen, verslechterde mijn toestand binnen twee dagen. Toen ik weer naar de dokter ging, zei de dokter dat als de infectie van H Pylori moet worden beëindigd, de kuur met deze medicijnen moet worden voltooid. Weer medicijnen gaan slikken, dit keer kon ik vier dagen medicijnen slikken. Maar deze keer, na het nuttigen van deze medicijnen, begonnen er verschillende problemen. Ik kreeg geen controle meer, mijn lichaam werd warm en mijn hartslag werd ook abnormaal. Dit was de eerste keer in mijn hele leven dat ik zoiets meemaakte. Pijn kan worden getolereerd, maar als een persoon zichzelf niet onder controle heeft, vertelt de geest waar hij naartoe moet rennen. Die avond leek het erop dat mijn laatste keer nabij was. Ik ging in een hoek van het terras zitten en ging luidkeels de naam van God aan. Ik weet niet wat de kracht was in de naam van God, maar binnen een paar minuten was het volkomen kalm. Mijn angst was weg. Ik had het volledig onder controle. De bovenstaande symptomen die ik voelde, waren een bijwerking van een antibioticum genaamd Claritromycine.

Effecten van claritromycine-antibioticum op de schildklier

Bovenstaande symptomen die ik voelde, waren voor een deel nog aanwezig in mijn lichaam. Binnen vier dagen was mijn lichaam helemaal droog. Alle botten waren zichtbaar. Ik werd bang. Ik was erachter gekomen dat er grote veranderingen waren opgetreden in mijn lichaam, dat steeds verder veranderde. Daarna ga ik naar het grootste ziekenhuis in mijn stad. Ik word opgenomen in het ziekenhuis en al mijn onderzoeken zijn gedaan. Bij het onderzoek zijn voornamelijk CT Scan, MRI van de buik, Echografie, Röntgenfoto en alle bloedonderzoeken gedaan. Alle rapporten waren normaal tijdens het onderzoek. Alleen het TSH-gehalte was verhoogd. De dokter gaf me een medicijn genaamd Thyronorm en zei dat dit medicijn niet levenslang mag worden gestopt.

Goede en slechte effecten van melk

Om mijn verhaal een hiaat te geven, wil ik het graag hebben over melk, daarna gaan we weer verder met ons verhaal. Van het jaar 2000 tot het jaar 2010 heb ik geen melk geconsumeerd. Gedurende deze tijd was mijn lichaam slank, behendig, altijd energiek en vol positiviteit. Begonnen met het drinken van melk vanaf het jaar 2010 en het ging door tot februari 2020. Van het jaar 2010 tot 2017 behaalde ik alleen maar goede resultaten met melk. Ondertussen was mijn gewicht in evenwicht toegenomen door het drinken van melk. Door melk te drinken voelde ik me de hele dag energiek en gelukkig. De dag dat ik geen melk dronk, voelde ik me minder energie en minder gelukkig in mijn lichaam. Door deze eigenschappen van melk was ik verslaafd geraakt aan het drinken van melk. Dit waren enkele van de goede eigenschappen van melk.

De dagen dat Acidity begon in augustus 2018. In die tijd dronk ik ook melk. De belangrijkste reden voor de zuurvorming hier was regen en consumptiemelk. Ik wist toen nog niet dat de belangrijkste reden voor de vorming van zuurgraad de inname van melk in het regenseizoen is. Ik was me er niet van bewust dat wat er in mijn lichaam gebeurt, zuurgraad is. Nu ik vandaag de hele mysteries van het lichaam heb leren kennen, kan ik de oorzaken uit het verleden heel goed zien. Als de verteringskracht zwak is, produceert melk zowel gas als zuurgraad. Dus vanuit het oogpunt van de kennis die ik heb opgedaan, zou ik zeggen dat we, nadat we volwassen zijn geworden, volledig moeten stoppen met het drinken van melk. Consumptie van melk verhoogt het gewicht. Melk produceert zowel gas als zuurgraad. Dat is het belangrijkste. Gas en zuur zijn de basis van 70% van de ziekten in de wereld. Als we de oorzaak wegnemen, kan 70% van de ziekten van de wereld verdwijnen.

Ons lichaam maakt net zoveel cholesterol aan als ons lichaam nodig heeft. Er zijn grofweg twee bronnen van cholesterol in ons lichaam. De eerste bron is ons lichaam, ons lichaam maakt zelf Cholesterol aan volgens de behoefte. De tweede basisbron zijn dierlijke producten, die voornamelijk bestaan uit melk en vlees. Cholesterol neemt alleen toe als we meer cholesterol van buitenaf opnemen. Als melk en vlees worden gestopt, komt het verhoogde cholesterol onder controle. Hier bedoel ik met melk alle producten gemaakt van melk zoals melk, ghee, boter, kwark, wei, paneer, alle zoetigheden gemaakt van melk.

Sta om middernacht op en eet

In november, december 2018, had ik een vreemd probleem. Telkens wanneer ik 's nachts sliep, kwam het geluid van wat geluid uit mijn maag. Ik was in slaap aan het vallen. Ik bleef tot de ochtend wakker. Er zijn twee nieuwe problemen toegevoegd, zoals stemkwaliteit en slapeloosheid. Het geluid van deugdzaamheid in de maag kwam na vier uur eten. Tijdens al deze problemen was mijn gewicht ook veel afgenomen. Om van het probleem van de deugd af te komen, stond ik midden in de nacht op en begon te eten. Dat geluid had te maken met een lege maag. Doet iemand dat goed? Geef eventuele problemen.

Gedetailleerde discussie over gas en zuurgraad

Het jaar 2018 is voorbij. Mijn problemen waren er nog steeds. Ik slikte nog steeds 2 tot 3 medicijnen, voornamelijk Thyronorm voor TSH-controle, dat moest op de lege maag worden ingenomen zodra ik 's morgens wakker werd, een ander medicijn was voor gas- en zuurgraadcontrole, dat een half uur ervoor moest worden ingenomen maaltijden. Dacht om in januari 2019 een andere gastro-enteroloog (dokter 3) te raadplegen. Deze arts was erg beroemd. Hun consultatiekosten en andere tests waren van extreem hoge tarieven. Er was een gedachte in mijn hoofd, de honoraria van deze doktoren zijn zo duur, misschien kan ik door hen genezen worden. Wanneer een persoon van streek is, denkt hij met veel verschillende trucs. Ik had een vergelijkbare situatie. Na het doktersbezoek deed hij ook een colonoscopie en alle bloedonderzoeken. Laat wat onderzoeken doen buiten de kliniek, CT-scan van buik en borst, röntgenfoto's enz. Er was enige verlichting van de medicijnen die deze arts gaf. De medicijnen die hij had geschreven waren voornamelijk Normaxin en Providac. Providac was in de eerste plaats een capsule van een soort goede bacterie. Deze medicijnen losten het probleem van de maageigenschappen op, maar bij andere maagproblemen werd slechts 30% voordeel gevonden. Ik was volledig afhankelijk van drugs. Als u geen medicijnen gebruikt, worden de problemen erger.

Mislukte poging om te stoppen met schildkliermedicijnen

Alle doktoren waren dezelfde mening toegedaan met betrekking tot de medicijnen van Schildklier, dat als deze pil eenmaal is gestart, deze levenslang moet worden gegeten. Ik kon nooit accepteren wat de doktoren zeiden. Mijn verstand zei altijd dat als een ziekte eenmaal in het lichaam is voorgekomen, de redenen waarom die ziekte is ontstaan, als er aan die redenen wordt gewerkt, die ziekte dan vanaf de wortel kan worden genezen. Ik begrijp niet waarom doktoren zeggen dat als de schildklier eenmaal optreedt, men levenslang een pil moet slikken. Om eerlijk te zijn, is gedeeltelijk waar wat de dokter zei. Maar niet de volledige waarheid. Als we eenmaal beginnen met het nemen van de Schildklierpil, wordt de Schildklierpil gewoon je vrouw. Ik bedoel, dit medicijn is zo verschrikkelijk dat je nooit zult kunnen stoppen. Zelfs jij zult het proberen, maar je zult gefaald hebben. Zeg gewoon dat de relatie van die pil is gevormd, die niet eens kan verdwijnen door het te proberen. Telkens wanneer u het medicijn vrijgeeft, zal dit medicijn u bang maken. Laat ons weten hoe eng dit medicijn is. Na het verlaten van deze pil komen na twee dagen negatieve symptomen. Het eerste symptoom is nervositeit, het tweede zweten over het hele lichaam, het derde symptoom is hoge bloeddruk, zich niet goed voelen, de geest is niet onder controle. Over het algemeen is dit medicijn een doolhof. Het is heel moeilijk om uit degene te komen die een keer vastzit. Ik heb in de twee jaar dat ik ziek was ongeveer vier tot vijf keer geprobeerd te stoppen met de schildklierpil. Maar elke keer mislukt. Elke keer dat ik faal, sta op en probeer het opnieuw. Het probleem met deze pil was dat hij direct na het opstaan vroeg in de ochtend moest worden ingenomen. Het probleem hiermee is dat je jezelf er door middel van een pil aan herinnert dat je die en die ziekte hebt. Mijn vraag is, stel dat zelfs als je TSH-niveau binnen het normale bereik komt, je deze pil niet kunt overslaan. Zodra je de pil loslaat komen bovengenoemde symptomen in je lichaam en loopt je TSH-waarde weer op. Deze pil regelt het TSH-gehalte, maar het lichaam raakt verslaafd aan deze pil. Ik heb tijdens mijn ziekte veel medicijnen gegeten die door doktoren waren voorgeschreven, maar de negatieve verslaving die in deze pil zat, zat niet in een andere. Ik kwam uit het doolhof van dit medicijn, waarvan de uitleg in de volgende hoofdstukken te vinden is.

Flatentie Probleem

In het jaar 2019 begint het regenseizoen en worden mijn problemen erger. Ik denk erover om een andere arts te raadplegen. Op dat moment nam ik in totaal vier medicijnen. Deze omvatten Thyronorm, een gaspil vóór de maaltijd, Providac en Normaxin. Ondanks dat ik al deze medicijnen had ingenomen, was ik erg van streek. Deze problemen omvatten voornamelijk gasvorming en gaspijn, zuurvorming en zuurgraad door pijn, nervositeit, geen levensvreugde, alsof het leven alleen geleefd wordt door te duwen, gewichtsverlies, hoewel het geen probleem is, maar ik weet het vandaag. Mijn eerste gedachten over gewicht waren anders, ik was veel afgevallen en dat wilde ik weer terugkrijgen. Nadat ik een schildklier heb gehad, is mijn lichaam als een hoop zand geworden. Maak een hard werk en de andere kant stortte vroeger in. Dat wil zeggen, een poging om enerzijds het gewicht te verhogen en anderzijds het gewicht vroeger weer te verminderen. Op deze manier werd ook de strijd rond het gewicht voortgezet. Een nieuw probleem is deze dagen geboren. 'S Avonds van ongeveer vier uur tot zes uur werd de maag gebruikt om op te blazen als een ballon. Hierdoor was het ook moeilijk om te ademen. Bij het zien van al deze problemen werd een nieuwe gastro-enteroloog (maagspecialist) bij de dokter gebracht. De nieuwe dokter deed ook al zijn onderzoeken opnieuw. De door hem geschreven medicijnen waren bijna de medicijnen die de vorige doktoren hadden voorgeschreven. Het enige nieuw geïntroduceerde medicijn was een medicijn tegen winderigheid. Het medicijn tegen winderigheid werkte slechts 9 tot 10 dagen en opnieuw werd het probleem hetzelfde. Na vier verschillende gastro-enterologen (maagspecialisten) te hebben geraadpleegd, begreep ik één ding heel goed. Ze hadden het maximale aantal medicijnen gebruikt dat ze hadden. Nu bleef er niets anders over dan dat. Omdat alle experts hetzelfde soort medicijnen voorschreven door ze te verdraaien.

Neiging naar behandeling met homeopathie

Na een maximale behandeling in de allopathie te hebben gevolgd, neigde ik naar de homeopathie. In de veronderstelling dat dit probleem misschien in de homeopathie kan worden behandeld, ging ik met deze gedachten naar de grootste homeopathiekliniek in de stad. Na veel vragen en meldingen gezien te hebben toch wat medicijnen gegeven. Na het innemen van deze medicijnen werden mijn problemen erger. Ik heb deze behandeling hier uitgesteld.

Een ander ding dat gebruikelijk was in de allopathie was dat tot nu toe geen enkele arts over voedsel had gesproken. Vandaag komt het als een verrassing voor mij dat er zo'n grote methode is waarin niet over eten wordt gesproken.

Neiging naar ayurvedische behandeling

Hoe hard we ook proberen om de gezondheid van ons lichaam terug te krijgen. Maar als we deze gezondheid hebben, waarderen we het niet. Omdat het gratis beschikbaar is. We kennen ook de prijs van de liefde waar we moeite voor hebben. Hoe eerder we dit weten, hoe beter voor ons. Vandaag heb ik mijn gezondheid verloren en weer gevonden, ik ken de waarde ervan. Ik ken de prijs en daarom schrijf ik dit boek. Voor mij is deze kennis van mij het meest waardevolle ter wereld. Miljarden roepies en diamanten juwelen kosten nul voor mij met deze kennis.

Nadat ik de behandeling met twee soorten methoden had ondergaan, toen er geen oplossing kwam, dacht ik aan een behandeling met de Ayurvedische methode. Bereikte een Ayurvedisch ziekenhuis met al mijn rapporten. Na inspectie van alle rapporten daar en na wat vragenlijsten wat ayurvedische medicijnen geschreven. Er was enige verlichting van deze ayurvedische medicijnen, maar het was niet genoeg. Ik bleef een aantal maanden medicijnen slikken met de gedachte dat deze medicijnen nu misschien zouden werken, maar alles was tevergeefs. Nu ik de studie van Ayurveda heb afgerond, zie ik dat er Ayurvedische medicijnen waren in die behandeling, maar Ayurveda was er niet. Dit is de reden waarom Ayurveda achterblijft bij Allopathie. Vandaag ben ik te weten gekomen dat de kennis van allopathie erg klein is voor Ayurveda. Tegenwoordig behandelt een ayurvedische arts in de lijn van de allopathie. Nog belangrijker dan ayurvedische medicijnen in ayurveda zijn de regels van ayurveda, die we moeten volgen. Ik herinner me mijn verhaal, de dokter gaf me alleen medicijnen, maar sprak niet over de principes van Ayurveda, dus hoe kan ik enig voordeel halen uit de behandeling. Daarom zeg ik dat er ayurvedische geneeskunde was, maar geen ayurveda. 2019 was ook voorbij met het jaar 2018, en mijn problemen waren hetzelfde.

Hoofdstuk 2 - Verbinding maken met de natuur

Overdracht van kantoor

Vanaf hier zou er een nieuw hoofdstuk aan mijn leven worden toegevoegd. De grootste verandering in mijn leven stond op het punt te gebeuren. In november 2019 is mijn kantoor verhuisd naar een nieuwe plek. Het bijzondere van dit kantoor was dat het aan weerszijden twee grote parken had. Omdat er niet veel werk op kantoor was, begon ik de meeste tijd in deze parken door te brengen. Na de lunch ging ik naar het park en ging daar op de grond liggen. Ik realiseerde me een ding dat mijn lunch gemakkelijk verteerd was. Ik had één ding begrepen dat het effect van de natuur op ons lichaam is. Het beïnvloedt onze ziekten. Nu zag ik vroeger minder op kantoor en meer in de parken. Hiermee waren twee tot drie maanden verstreken.

Eerste gebruik van natuurlijk voedsel

Het was een dag waarop ik besloot waarom ik het dieet niet volledig zou veranderen. Deze beslissing ging over het eten van alleen salade voor de hele dag. Dezelfde avond heb ik alle ingrediënten van de salade gekocht en mee naar huis genomen. Ik zal nooit die dag van 5 februari 2020 vergeten die mijn leven heeft veranderd en behouden. Beste lezers, onthoud deze datum want deze datum zal nog vele malen gebruikt worden. 'S Ochtends ging ik naar kantoor nadat ik alleen salade had gegeten en nam alleen salade voor de lunch. Nadat ik op kantoor was aangekomen, ging ik, nadat ik een aantal van mijn taken had voltooid, zoals gewoonlijk naar het park. Vandaag leek de lucht in het park zo koud en geurig dat ik niet veel in woorden kan schrijven. Nadat ik de hele dag salade had gegeten, was ik tegen de avond uitgeput, niet fysiek maar met de tong. Fysiek had ik dagelijks meer kracht dan andere. Nadat ik door de tong ben gehavend, neem ik huisgemaakt eten mee. Dus over het algemeen was ik blij dat ik in ieder geval twee van de drie maaltijden kon omzetten.

Eerste gebruik van klysma

Na 4 tot 5 dagen na het starten van het dieet, kocht ik ook een klysma-kit. Ik deed het dezelfde avond dat ik het kocht. Ik wilde heel graag klysma doen omdat mijn maag maandenlang niet goed was schoongemaakt. Daarom had ik hoge verwachtingen van Enema dat het de maag volledig zou zuiveren. In de laatste fase van de problemen had ik begrepen dat als de maag elke dag goed begint schoon te maken, er vanzelf een einde komt aan al mijn problemen. Gedurende de eerste 7 dagen werd het klysma zowel 's morgens als' s avonds gedaan en gedurende de volgende 7 dagen slechts op één moment, d.w.z. in de vroege ochtend. Daarna werd het klysma gestopt toen het werk voltooid was. Klysma reinigt voornamelijk de dikke darm. Nadat de dikke darm is leeggemaakt en er puur voedsel wordt gegeten, begint de maag automatisch schoon te maken. Ik wil graag enkele ervaringen met betrekking tot Anima met jullie delen. Ik herinner me nog de avond dat ik de klysma voor het eerst deed, alsof er een gif uit mijn lichaam was gekomen. Van binnenuit het lichaam kwam een zwarte koolachtige substantie uit het afvalmateriaal. Vele maanden vuil kwam er vandaag uit. En deze ervaring was zo geweldig voor mij dat ik dit ding met iedereen deelde. Na dit effect van klysma was er een vraag in mijn hoofd waarom ik niet eerder van klysma afwist.

Groen sap drinken

Na het doen van klysma was de maag schoon, maar het was vrij laat, ik wilde dat de maag vroeg in de ochtend schoon was. Hiervoor begon ik groen sap te nemen zodra ik 's ochtends wakker werd. Het eerste groene sap was spinazie en tomaat. Het tweede groene sap was van bittere kalebas. Een van de twee consumeerde altijd sap. Maag wordt duidelijk na anderhalf uur na inname van groen sap van spinazie en tomaat. De maag werd pas leeggemaakt na een half uur bittere pompoensap. Spinazie en tomatensap is heel makkelijk in te nemen, en het smaakt een beetje lekker om te drinken. Maar het nemen van bitter kalebasensap is een beetje moeilijk. Bitter kalebasensap veroorzaakt de eerste drie tot vier dagen milde maagpijn, dus men moet niet in paniek raken. Bitter kalebasensap reinigt de maag heel goed, met andere woorden, het rietje verwijdert het rietje. De ziekte was niets anders dan het vuil zelf.

Hoe maak je groen sap

Groene sap van spinazie en tomaat: - Neem een halve bos spinazie en een tomaat. Was beide grondig. Snijd het in kleine stukjes en doe het in de mixer. Voeg 150 ml water toe en meng het. Filter het door een zeef en drink het op.
Bittere kalebas groen sap: - Neem twee of drie middelgrote bittere kalebassen. Snijd het in kleine stukjes en verwijder de zaden. Doe het in een mixer

en voeg ook 250 ml water toe. Filter het en drink het op, en drink ook een glas gewoon water.

Ik heb twee jaar onafgebroken green juice geconsumeerd. Ik consumeerde deze twee groene sappen het hele jaar door, voornamelijk in de winter, ik consumeerde tomatensap en bitter kalebassap in de zomer.

Einde van alle medicijnen

Na overdag alleen salade te hebben ingenomen en thuis gekookt voedsel tijdens het avondeten, werden alle medicijnen binnen de volgende zeven dagen stopgezet, alleen Thyronorm-medicatie ging door. In de dagen dat ik mijn eetpatroon veranderde, gebruikte ik ongeveer 6 medicijnen, waarvan er 5 waren opgebruikt.

Het verhaal van stoppen met Thyronorm

Thyronorm, dat in de eerste plaats een schildkliermedicijn is, wordt voorgeschreven om het TSH-niveau onder controle te houden. Een van de grootste en belangrijkste problemen van Thyronorm die ik heb ervaren, is moeilijk onder woorden te brengen, maar ik zal het proberen. Er was een geweldig gevoel in mijn leven nadat ik dit medicijn had ingenomen. Het is moeilijk om dit gevoel onder woorden te brengen. Vroeger was er een houding in het doen van dingen. Ik was de hele dag energiek. Ik zat vol positieve energie. Al deze dingen zaten in mij, maar vanaf het moment dat ik het begon te nemen, waren al deze dingen uit mijn leven verdwenen. Nu in mijn leven noch dat geweldige gevoel, noch die houding. Het leven werd gewoon geleefd. Voor mij was dit leven geen leven maar een last geworden. Alsof ik gestraft ben voor een fout en die straf onderga. Ik wilde gewoon van deze pil af. Stel een strategie op om met deze pil te stoppen na 10-15 dagen verandering in dieet. De strategie was dat ik het medicijn zou afbouwen tot slechts 6,25 mcg per week. Door dit te doen, voelt mijn lichaam niet dat ik het medicijn heb verlaten. Ik slikte toen Thyronorm 50mcg. Er zat ook een strategie in, dat ik de ene dag de volledige 50mcg zou eten en de volgende dag 37,50mcg, dus 12,50mcg minder. Als ik op deze manier reken, dan heb ik in een week minder 6,25mcg medicijnen gegeten. Op deze manier was ik binnen anderhalve maand gestopt met het gehele middel door het middel af te bouwen naar 6,25 mcg per week. Ik heb uit ervaringen uit het verleden geleerd dat drie dagen na het stoppen met het medicijn het negatieve effect op het lichaam komt. Daarom heb ik deze strategie gemaakt dat na het verminderen van 12,50mcg de ene dag achter elkaar, de volgende dag de volledige pil van 50mcg moet worden ingenomen.

Het is mijn ervaring dat het optreden en de toename van TSH, gebrek aan controle van glucose, verhoogde incidentie van bloeddruk, uit de hand lopen van cholesterol, etc. slechts een resultaat is, en werken aan het resultaat zal niet tot succes leiden. Er zit een reden achter het resultaat. Om die reden moet er gewerkt worden. Ik kan die redenen in slechts vijf woorden zeggen. Gas, zuurgraad, constipatie (dwz de maag niet leegmaken), Kapha en ongecontroleerde geest. Dit is de oorzaak van 90% van de ziekten in de wereld. Alle doktoren van de wereld werken alleen aan het resultaat, dwz symptomen, die ik heb gezien in mijn twee jaar van ziekte. Maar de oude kennis van ons land, Ayurveda, werkt om deze redenen. Maar ook de huidige ayurvedische artsen volgen deze kennis niet, maar kopiëren andere pathieën. Daarom levert de ayurvedische behandeling geen specifiek resultaat op.

Mijn ervaring met testen

Ik heb het over bloedonderzoek, CT-scan, MRI, endoscopie, colonoscopie. Wat is de betekenis van deze rapporten? Ik zeg niet dat het volkomen zinloos is, noch zeg ik dat het volkomen zinloos is. Ik zeg dat een ervaren arts alleen zou moeten weten wat het probleem is door iemands beschrijving van zijn problemen. Maar hier wordt naast de details ook de hele carrosserie onderzocht en ondanks deze inspecties wordt de oplossing niet gevonden. Zoals vermeld in Ayurveda, als er aan de drie redenen wordt gewerkt, zullen alle onderzoeken zinloos worden. Als de oorzaak van het probleem slechts drie is, wat is dan de behoefte aan onderzoek, waarom zou u dan niet direct aan die redenen werken? De vijfde reden die ik heb laten zien, is dat de ongecontroleerde geest er niet eens over praat. Geen enkele machine ter wereld kan de door mij aangegeven redenen vertellen, maar alleen een persoon kan die problemen vertellen. Het onderzoek is dus niet zo belangrijk. Ik heb de afgelopen twee en een half jaar geen enkele test gedaan, en ik zal het ook niet de rest van mijn leven laten doen. Ik heb geleerd hoe ik gezond moet zijn. Ik ben ook te weten gekomen hoe het lichaam ziek wordt. Dit is geen grote kennis, je kunt het ook weten.

Gezondheid betekent gezondheid van lichaam en geest. In het huidige tijdperk wordt alleen het lichaam behandeld, ook dat op de symptomen en niet op de oorzaak, niemand behandelt de geest helemaal. Als we niet samen aan beide problemen werken, krijgen we niet alle voordelen. Daarom moet men, samen met het juiste en natuurlijke voedsel, geassocieerd worden met spiritualiteit. Natuurlijke voeding geneest het lichaam en spiritualiteit geneest de geest.

Een nieuw probleem na een maand diëten

Er is een verhaal bijna na het starten van het dieet, waar je veel van zult leren. 10 maart 2020 Op de dag van Holi komen enkele van mijn vrienden naar het huis. Toen ze mijn lichaam zagen, begonnen ze te vragen of het goed met je gaat, je bent erg zwak geworden. Op deze manier zou iedereen die mijn kennis ziet maar één ding zeggen: dat je erg zwak bent geworden. Maar op de dag van Holi, de manier waarop ze de vraag stelden, nam ik het te serieus. Nu begon ik na te denken over gewichtstoename vanaf hier. Ik heb veel nagedacht over wat ik moest eten om aan te komen. Ik behaalde de beste resultaten met een dieet in één maand, waardoor ik ook de kennis van goed en fout voedsel had opgedaan. Daarom kon ik niet hetzelfde eten als voorheen. Als ik dat had gedaan, zouden mijn problemen zijn teruggekomen, dat was zeker en dat wist ik heel goed. Ik heb een idee bedacht. Ik dacht waarom eet ik geen Whey Protein. Ik deed onderzoek naar wei-eiwit en kwam erachter dat het ook drie eigenschappen heeft, één eenvoudig, tweede isolaat, derde gehydrolyseerd. Het verschil is dat Simple zwaar te verteren is, Isolate is beter dan dat, en Hydrolyzed hoeft niet te worden verteerd, het wordt direct opgenomen. Gehydrolyseerd is volgens hun tarieven zo duur dat maar heel weinig mensen het kopen. Ik bestelde de gehydrolyseerde, omdat ik dacht dat het gedoe met verteren zou moeten blijven bestaan, het zou direct moeten worden opgenomen. Ik eet dit wei-eiwit ongeveer drie tot vier dagen en zie dat er veel verbranding in de urine zit. Daarna ben ik gestopt met eten. Ik vroeg me af voor wie ik aan het aankomen ben. Terwijl met het dieet dat ik volg, mijn problemen met 90% zijn verminderd en ik in de toekomst volledig gezond zal zijn. Voor wie ik aan het aankomen ben, zullen ze mijn problemen niet komen dragen, ik zal het moeten dragen. Dus waarom zou ik naar iemand luisteren? Na die dag zou iedereen die tegen me sprak reageren door hem zo te slaan dat zijn mond dicht zou vallen. Als iedereen het vanaf daar weet, krijg je een heel slecht antwoord. Vanaf daar tot vandaag heb ik er nooit aan gedacht om aan te komen.

Nog één ding wil ik met je delen dat ik in 2012, 2013 en 2014 naar de sportschool ging. Ik had nog nooit supplementen en eiwitpoeder ingenomen, zelfs niet na het sporten. Maar kijk eens naar mijn intellect hier vandaag, gewoon om mijn lichaam er goed uit te laten zien. Tegenwoordig leven we een showleven, het kan ons niet schelen hoe ons lichaam het van binnenuit doet. Voor die aflevering heb ik het leven van de schijn volledig opgegeven. Het enige verschil dat voor mij telt, is of ik van binnenuit sterk en gezond ben, of mijn geest vol positieve gedachten zit of dat ik volledig energiek ben of niet.

Enkele veranderingen in natuurlijk voedsel tijdens de lockdown

Tot nu toe at ik hele dagen alleen salade en tijdens het avondeten het huisgemaakte eten. Maar ik wist dat als ik volledig wil herstellen, er ook een verandering in het avondeten zal komen. Het eten dat ik voor het avondeten nam, is als volgt, 4 tarwerotis, linzen (voornamelijk moong masoor en urad dal) getempereerd en groenten met kruiden. Alle drie deze dingen zouden problemen veroorzaken. Hun problemen zijn als volgt: Tarwebrood plakt in de darmen, en zodra we water drinken, bereikt het water de darmen, er begint zich gas te vormen. Alle pulsen maken gas en als het lichaam zuur is, produceert het ook zuurgraad. Maar u moet één ding opmerken dat alle pulsen gas produceren, of u nu een gezond persoon of een ongezond persoon bent. Groenten met tempereren en kruiden produceren zowel gas als zuur. Maar het interessante om hier op te merken is dat zelfs een gezond persoon die de peulvruchten consumeert, gas zal produceren. Daarom moet een gezond persoon er rekening mee houden dat groenten beter zijn dan peulvruchten. Maak je geen zorgen over proteïne, ik zal verder praten over de beste bron. Om deze redenen was het nodig om het avondeten te veranderen. Hoewel ik, ongeacht de details die ik hier heb gegeven, deze kennis toen niet had, maar ik wist zeker dat er problemen zijn met deze voedingsmiddelen, want door het dieet van de dag te veranderen, had ik geleerd dat wat het verschil is tussen gekookt voedsel en rauw voedsel. Om deze redenen wilde ik het avondeten veranderen.

Als experiment heb ik wat producten online besteld. Waarin voornamelijk drie dingen zaten, bruine rijst, gierst en haver. Ik moest ze een voor een opeten en er zeker van zijn welk ding gas en zuur maakt en wat niet.

Nog een verandering tijdens Lockdown

Waar ik tot nu toe de hele dag alleen maar salade at, heb ik tijdens de lockdown wat veranderd. Nu ben ik ook fruit gaan eten. In fruit at ik alle vruchten een voor een op en hield ik hun positiviteit en negativiteit bij. Onder de vruchten die ik at waren appels, papaja's, druiven, bananen, ananas, granaatappels, enz. Ik at al deze op veel verschillende manieren, zoals één voor één eten en 2-2 en

Eet samen 3-3 vruchten. Het beste dat naar voren kwam, was dat het altijd het beste is om slechts één vrucht tegelijk te eten. Het beste van het fruit dat naar me uitkwam, was papaja. Papaya is zo geweldig dat deze vrucht nog steeds in mijn dieet zit en de afgelopen twee en een half jaar altijd in mijn dieet is opgenomen. Tegenwoordig nam ik 's ochtends papaja nadat ik groen sap had gedronken. Op dat moment begon ik alleen bananen te eten. Banaan is een beetje zwaar om te verteren, dus na anderhalve maand dieet begon ik banaan te eten. De beste eigenschappen die ik in banaan zag, waren: je krijgt veel kracht door het te eten, ten tweede zitten er enkele van dergelijke elementen in die de spieren blij houden en de spieren ontspannen houden. Als iemand aan slapeloosheid lijdt, moet hij banaan eten. Nu bespreek ik met jullie het hele dieet gedurende maart 2020. Zodra je 's ochtends wakker wordt, hieronder een green juice, papaja rond 21.00 uur, 12.00 bananensalade en avondeten voor de hele dag.

Die de beste bleek te zijn onder gierst, bruine rijst en haver

Allereerst werd bruine rijst gemaakt en gegeten zoals khichdi, ik vond het lekkerder dan linzen, witte rijst en tarweroti. Bruine rijst liet betere resultaten zien in gas, zuur, obstipatie etc. dan voorheen. Bruine rijst was beter dan roti en peulvruchten, maar alles was niet goed. Nu ben ik haver gaan eten. Haver bleek absoluut nutteloos te zijn en had problemen met de spijsvertering. Nu was Millets aan de beurt. Er was veel angst in mijn hoofd over Millets, omdat ik Millets nog nooit eerder had gegeten. Daarnaast is de hoeveelheid vezels in Millets Millets ook hoog, waardoor het mogelijk niet verteerd wordt. Met al deze vragen werd Millets uiteindelijk gemaakt. Het resultaat dat ik had na het eten was volledig tegengesteld aan mijn denken. Het was heel licht verteerbaar. Dit gas was beter dan alle granen in termen van zuurgraad en constipatie. Van maart 2020 tot vandaag augustus 2022 eet ik alleen Millets in granen. Ik heb nog nooit een beter graan gezien dan dit.

Nieuwe strategie om abdominale stijfheid te verwijderen

Mijn problemen waren binnen een paar dagen van 80% naar 90% verdwenen. Hetzelfde percentage voordeel werd ook behaald in de stijfheid van de maag, maar er was nog wat spanning en stijfheid over. Ik wilde altijd mijn lichaam 100% krijgen zoals voorheen. Ik was niet bereid om zelfs maar een klein compromis te sluiten. Ik was te weten gekomen dat als de stijfheid en spanning van de maag verwijderd moet worden, hij een paar dagen rust moet krijgen. Rust nemen betekende gewoon een paar dagen stoppen met vast voedsel en overgaan op een vloeibaar dieet. Nu was ik begonnen met het eten van alleen watermeloen en meloen voor de hele dag. Binnen een week was ik geslaagd in mijn strategie. Mijn maag was helemaal ontspannen, de stijfheid en spanning van de maag was voor 100%

verdwenen. Het is niet gemakkelijk om dit allemaal te doen, maar degene die het verlangen heeft om zijn oude lichaam te krijgen, zal het zeker doen.

Nieuwe kennis over gasvorming

In de bovenstaande beschrijving heb je gezien dat ik heb gezien hoe ik de stijfheid en spanning van mijn maag kwijtraak door de hele dag meloen en meloen te eten, d.w.z. door een vloeibaar dieet te volgen. Maar na dit dieet was er een probleem ontstaan, namelijk dat er gas in de maag werd geproduceerd. Ik kon niet begrijpen dat wanneer mijn hele spijsverteringskanaal (maag) leeg is en ik puur voedsel eet, waarom dit gas wordt gevormd. In die tijd waren gas en zuur niet minder dan een eng monster voor mij. Het is niet zo eenvoudig als het lijkt, en dit ding is goed bekend bij de persoon die lijdt aan gas en zuurgraad. Nu begon ik de redenen hiervoor te onderzoeken, daarna kwam ik meer te weten over een andere oorzaak van gasvorming. Ik had al kennis gemaakt met de twee basisredenen voor de vorming van gas, aangezien de eerste oorzaak het vuil in de maag is en de tweede oorzaak het eten van voedsel dat gas produceert. De derde oorzaak die voor mij ook de ultieme kennis is, is dat als er een droge maag is, er gas wordt gegenereerd. Ruwheid ontstaat wanneer we de vettigheid verwijderen. En dit is wat ik deed, mijn lichaam werd zo enorm gereinigd door 's ochtends de hele dag groene sap en watermeloenmeloen te eten dat de vettigheid van het spijsverteringskanaal was verdwenen. Ghee van inheemse koe wordt gebruikt om gladheid terug te brengen naar het spijsverteringskanaal en om droogheid te verwijderen. Als ik 's avonds gierst at, at ik twee tot drie lepels ghee erdoor gemengd. Het gasprobleem was in één à twee dagen volledig verdwenen. Na 7 dagen continu ghee te hebben geconsumeerd, werd de consumptie ervan gestopt. Het werk van ghee was voorbij. Dit was voor mij de ultieme wijsheid. Deze kennis is misschien klein in jouw ogen, maar je hebt het bij het verkeerde eind, want als je gas wint, heb je 70% van de ziekten in de wereld onder controle. Het gas is niet zo eenvoudig als je het ziet.

Gierst tweemaal starten

Drie tot vier maanden lang werd gekookt voedsel slechts één keer in de nacht geconsumeerd, waarin alleen gierst werd gegeten. Daarna heb ik een grote verandering in mijn dieet aangebracht en ben ik twee keer Millets gaan gebruiken. De een 's middags tussen één en drie uur en de ander voor het avondeten.

Er was nog enige mate van zuurgraad

Zelfs na vier tot vijf maanden diëten was er nog steeds een zekere zuurgraad over. Vandaag weet ik dit heel goed, als we een oud en gezond lichaam willen zoals voorheen, dan moet de soberheid van dit dieet minimaal anderhalf jaar worden volgehouden. Hierbij krijg je ook de kennis van goed en fout eten. Daarna ga je, ook nadat deze periode voorbij is, door met dit dieet. Degenen die dit dieet niet volgen, denken dat degenen die dit dieet volgen, veel hebben opgegeven. Maar de hele wereld die dit dieet volgt, weet dat elke persoon die is vertrokken heel weinig is, maar veel heeft gekregen. Na dit dieet te hebben gevolgd, kreeg ik deze dingen geleidelijk. Oud slank en gezond lichaam, altijd kalmeren en ontspannen in het lichaam, vol positiviteit zijn, de geest kalm houden Altijd energiek zijn, een frisheid in de adem, een gevoel van dienstbaarheid hebben, d.w.z. de natuur dienen, enz. In het dagelijks leven , mensen doen erg hun best om ze te krijgen, maar dit alles is gemakkelijk te bereiken met de juiste, gezonde en natuurlijke voeding. Daarom laten we heel weinig achter, maar krijgen we meer.

Daarom, als er ondanks het dieet van vier maanden een beetje zuur was, dan is dat geen probleem. Zuurgraad is ook voornamelijk te wijten aan drie tot vier redenen. De redenen waarom dit gebeurt, die ik uit mijn ervaringen heb leren kennen, zal ik u voorleggen. Wanneer er gas wordt gevormd in de maag en u kunt het niet verdrijven, dan circuleert dat gas door het lichaam en wanneer dat gas de maag binnenkomt (het bovenste deel van de maag waar het voedsel het eerst binnenkomt en door zuur in kleine stukjes wordt verdeeld) komt het binnen . Na het bereiken van het gas naar de maag, voelt de maag dat er iets verteerbaars is gekomen en begint het zuur te verdrijven. Daarom, wanneer er gas wordt gevormd en als u geen gas kunt verdrijven, zal er ook zuur in uw maag worden gevormd. De tweede belangrijkste oorzaak van verzuring is voedsel. We weten dat de smaak van al het eten niet hetzelfde is, sommige gerechten zijn koud, sommige gerechten zijn heet en sommige gerechten zijn medium, d.w.z. gelijkmatig. Degenen die ik heb gekend als Acidic zijn respectievelijk de volgende. Melk is het meest zure voedsel. Samen met Acidic bedriegt het ook en creëert het ook Chakravyuha. Je moet denken over wat voor praat ik het heb. Laten we het begrijpen. Als je een zuurgraad hebt en als je koude melk drinkt, dan zal je zuurgraad daar kalmeren, maar onthoud dat de volgende zuurgraad deze melk zal maken. Op deze manier zit je gevangen in zijn bedrog en doolhof. Ik heb slechts twee jaar in de problemen gezeten, sommige mensen verliezen hun hele leven, maar ze kunnen de vijand niet vinden. Zoals we het voorbeeld van melk hebben genomen, het ene moment gaat het goed, maar het andere moment gaat het ook slecht. Daarom zullen we niet kunnen begrijpen dat melk slecht is. De vijand moet worden herkend voordat hij de vijand van zichzelf weghoudt. Hier bedoel ik met melk zowel melk als kwark, boter, wei, thee, koffie en alle zoetigheden gemaakt van melk. Het derde zuurvormende voedsel zijn allerlei soorten peulvruchten. Het moet bekend zijn dat als het urinezuur bij iemand toeneemt, de dokter hem verbiedt om eiwitrijke dingen te eten, die voornamelijk peulvruchten bevatten, die we consumeren om het eiwit te vervullen. En je moet ook een ding opmerken dat alle peulvruchten gas maken, dat is een andere zaak, je kunt het gas verdrijven, dus je hebt geen enkel probleem met het eten van peulvruchten. Er kan een vraag in je opkomen dat iemands spijsverteringssysteem misschien zwak is, doordat dit gas wordt gevormd. Dus ik zou je willen vertellen dat ik naast het eten van Millet 4 bananen, en ander fruit, ook 100 gram geweekte biologische pnda's eet. Het dagelijks kunnen verteren van rauwe pinda's in zo'n hoeveelheid is op zich al het bewijs dat zowel het spijsverteringsstelsel als het spijsverteringsvuur sterk zijn. Zuurgraad is gemaakt van water. Het water van sommige plaatsen is zuur, dus drink minder water, want als je fruit en groenten eet, zal de behoefte aan water minder zijn omdat ze slechts ongeveer 95% water bevatten.

Hoewel mijn zuurgraad meer dan 90% was, was een deel er nog steeds, en daarvoor gebruikte ik Indiase desi mishri. In de volgende 7 tot 8 maanden was de zuurgraad voor 100% voorbij. Ik deel met u een incident met betrekking tot zuurgraad. Zuurgraad vernietigt de maag zo erg dat ik zelfs na 4 tot 5 maanden diëten niet eens Om kon uitspreken. Om wordt uitgesproken met de volledige Digestive Track. Waarin de drie delen van je maag, keel en tong zijn opgenomen. Het is dus erg belangrijk om het dieet voor een lange periode te doen.

Zoek naar iets krachtigs

De dingen die ik tot nu toe in het eten at, was een soort genezend dieet. Maar nu na 8 maanden was mijn spijsvertering helemaal sterk. Nu wilde ik wat veranderingen in het dieet aanbrengen. Na dit dieet was mijn gewicht ook een stuk minder geworden. Die ik weer terug wilde winnen. Ik kon geen melk consumeren terwijl ik in de stad woonde. Dat helpt enorm bij het verhogen van het gewicht. Een andere manier was om gedroogd fruit te consumeren. Maar het was niet gemakkelijk om droog fruit te verteren. Eerst begon ik pinda's te eten. Aardnoot kan ook in grote hoeveelheden worden gegeten en blijft binnen het budget. Mijn eerste ervaring met Peanuts was erg slecht. Want het was erg warm. Waarop ik alle pinda's in woede gooide. Maar het was heel licht verteerbaar. Nu begreep ik één ding: als de warmte op de een of andere manier wordt gecontroleerd, kan het worden opgenomen in de dagelijkse voeding. De pinda die ik meebracht was Roasted Peanut.

Nu heb ik deze keer rauwe pinda's meegebracht. En 8 uur geweekt en opgegeten. Nu was het een beetje zwaar om te verteren, maar de hitte die er deel van uitmaakte, dat wil zeggen, hitte was eruit. Daarna heb ik wat wijzigingen aangebracht, gezocht naar biologische pinda's en er was geen tekort op de lokale markt, maar het was online beschikbaar. Van toen tot vandaag consumeer ik biologische pinda's die minstens 8 uur geweekt zijn van ongeveer 50 gram tot 100 gram.

Het is een aanvulling op mijn eiwit en vervult ook goed vet. In mijn ervaring is het het krachtigste ding ter wereld. Toen ik hiermee begon, liep ik daarvoor ongeveer een of twee kilometer in het park, maar nadat ik het had ingenomen, begon ik 8 tot 10 kilometer ononderbroken te lopen. Enkele andere ervaringen die ik had zijn als volgt. Als de huid eerst zacht is, betekent dit dat het haar absoluut zijdeachtig blijft. Dat wil zeggen, het effect ervan is ook op het haar en de huid. Ik ontdekte dat het het beste eiwitgehalte heeft. Het heeft melk eiwitgehalte. We weten allemaal dat melk van de hoogste kwaliteit is omdat alle aminozuren erin zitten. Maar er zijn veel nadelen aan het consumeren van melk, dus het is het beste om biologische pinda's te consumeren.

Begin drie keer gierst te eten

Je hebt gezien hoe ik tijdens de beginfase van het dieet meer rauw voedsel en minder gekookt voedsel at. Daarna begon ik langzaam de hoeveelheid gekookt voedsel te verhogen. De reden om dit te doen was dat het lichaam in het begin een meer genezend dieet nodig had en naarmate het lichaam genas, begon ik de hoeveelheid gekookt voedsel te verhogen. Maar vergeet niet dat ik alleen gierst heb gegeten. Niet gegeten tarwe van roti, rijst en peulvruchten. Ik begon drie keer Millets te eten na ongeveer 8 tot 10 maanden.

Introductie van groenten tempereren en kruiden

Bijna een jaar lang geen tadka en gekruide groenten gegeten. Ik heb er alle baat bij gehad. Ik heb een jaar boete gedaan, maar daar krijg ik de rest van mijn leven het resultaat van. Hierdoor werd mijn spijsvertering erg sterk en kon ik mijn oude lichaam weer terugkrijgen. Dat oude lichaam waarin alles wat je erin stopte vroeger alles verteerde. Vandaag heb ik twee kennis, één lichaam is een heel kostbaar ding, het kostbaarste ding in de hele wereld, stop er geen afval in, voeg alleen meer en meer levend natuurlijk voedsel en puur huisgemaakt voedsel toe. De tweede opgedane kennis is dat men het verschil weet tussen verkeerd en goed voedsel. Hoewel het verkeerde eten ook goed is om van bovenaf te zien, en je zult ook zien dat de hele wereld het eet, maar het is fout. De dag dat iedereen zich bewust werd van goed en fout eten, op die dag zouden alle ziekenhuizen van de wereld verdwijnen. Eigenlijk begrijpen we dat de ziekte in het lichaam zit, terwijl de realiteit is dat de ziekte in het voedsel zit. Dus wiens behandeling zou de jouwe moeten zijn of het eten. Met andere woorden, er kan worden gezegd dat de ziekte niet jij bent, maar het voedsel. Mijn vraag aan jou is: wat is jouw lichaam? Je lichaam is voedsel, zoals jij eet, zo zal je lichaam worden.

Eet daarom niet alleen voedsel om de tong te verzadigen, maar kies wat het juiste voedsel is voor het lichaam. En dat heb ik gedaan, mijn tong beheerst en een jaar lang geen temperende en gekruide groenten gegeten. Maar vandaag eet ik groenten met tadka en kruiden. Maar vergeet niet dat ik nog steeds gierst in ontbijtgranen eet.

Schurk en held volgens de omstandigheden

Veel maaltijden kunnen een slechterik of held zijn voor een bepaalde persoon, afhankelijk van de omstandigheden. Ik leg het je graag uit aan de hand van een voorbeeld. Biologische pinda's zijn een goede zaak. Het is ook volledig puur en omdat het biologisch is, is het ook vrij van chemicaliën. Als een gezond persoon deze biologische pinda eet, dan is het een held voor hem, maar als een ongezond persoon het eet, vooral degene met een zwak spijsverteringssysteem, dan zal het een slechterik voor hem zijn. Omdat de persoon wiens spijsverteringssysteem zwak is, het niet zal verteren en door een gebrek aan spijsvertering zal er ama in het lichaam worden gevormd, wat een langzaam gif is. Eet dus alleen wat je kunt verteren, niet wat er groeit. Dit heb ik een voorbeeld gegeven van een goede zaak, nu zal ik een voorbeeld geven van zoiets dat voor iedereen schurk is, zelfs als het goed wordt verteerd. Melk verkrijgbaar op de markt of in de steden. Het is een andere zaak dat je de negativiteit ervan misschien niet binnen een dag ziet, maar het werkt als een langzaam vergif voor je. Laten we een ander voorbeeld nemen, vooral al het fastfood dat in olie is gekookt, als hetzelfde fastfood schadelijker moet worden gemaakt, neem dan ook aan dat het gemaakt is van maida- of grammeel. Ook dit is een schurk voor iedereen. Het heeft geen heroïsche kwaliteiten. Het werkt ook als Slow Poison. Er is iets speciaals aan schurken die langzaam vergif maken, ons leven gaat door en we kennen ze niet eens als schurken. Zelfs als we ziek zijn, weten we op dat moment nog steeds niet welk voedsel als een schurk voor ons zal fungeren en welk voedsel als een held zal fungeren. Geloof me, als je schurken- en heldenvoedsel leert scheiden, blijven ziektes bij je weg. En nog belangrijker dat u in het leven moet implementeren, is dat u altijd voedsel moet eten, rekening houdend met uw vuur, kwaliteiten en gebreken. Omdat de bovengenoemde drie eigenschappen niet altijd hetzelfde zijn, zijn er veel dingen die daar invloed op hebben. zoals het weer. Je vuur, deugden en gebreken blijven niet in elk seizoen hetzelfde. Weer Ik heb maar één voorbeeld gegeven, er zijn veel andere factoren die het beïnvloeden. We zullen in detail uitleggen over Agni, Guna's en Dosha's in een hoofdstuk met de titel Leren van Ayurveda.

Mijn ervaring met bakolie

Alle frituuroliën die in voedsel worden gebruikt, zien er hetzelfde uit, maar zijn dat in werkelijkheid niet. Sommige mensen zeggen dat bakolie schadelijk is voor de gezondheid. Ik ben het niet eens met zijn punt. Maar ik zeg ook dat bakolie de grootste vijand van onze gezondheid is. Je moet denken hoe kan ik beide dingen tegelijk zeggen. Het is dus noodzakelijk om de echte realiteit van bakolie te begrijpen. Koudgeperste olie is een medicijn. Koud persen betekent bakolie die nog niet één keer is gekookt. Merk op dat de frituurolie die in uw keuken ligt ook een keer is gekookt. Het is een andere zaak dat je er nog niets van af weet. De frituurolie die door het koude persproces is geëxtraheerd, is de enige olie die niet is gekookt. Als de olie die in uw keuken ligt, wordt geëxtraheerd door middel van een koud persproces, dan zal het ook als medicijn werken. Het echte verhaal is dat hoe vaker de olie wordt gekookt, hoe meer gif het bevat. De olie die in je keuken ligt, is maar één keer gekookt, dus je hoeft je geen zorgen te maken, maar als je koude pers gebruikt, is het veel beter voor je gezondheid. Maar weet je, hoe vaak die olie is gekookt na naar de markt te zijn gegaan en gefrituurde dingen te hebben gegeten, ook al zeg ik 1000 keer, het is minder. Omdat die olie nooit verandert, kookt hij dezelfde gekookte oliereep keer op keer totdat hij op is. Je eet geen voedsel door naar de markt te gaan, maar je eet vergif. Je weet gewoon niet waarom dit langzaam vergif is, het bederft langzaam de gezondheid, dus je zult het nooit kunnen doen. De dief is onder jullie aanwezig, alleen weet je het niet. Beide oliën zien er hetzelfde uit met de ogen, dus vertrouw de ogen niet, maar er is één ding dat kan ontdekken, dat zijn de cellen van je lichaam. Ik garandeer dat ons lichaam elk goed en fout voedsel herkent, maar ons wordt verteld om aandacht te besteden aan het lichaam. Je ziet een mediterende persoon door hem het verkeerde voedsel te geven, hij zal in een mum van tijd de positiviteit en negativiteit van dat voedsel vertellen. Je denkt vast dat ik van het onderwerp afdwaal. Nee, meditatie betekent dat meditatie een onderdeel is van gezondheid. Daarom krijg je in dit boek, naast de kennis van eten, ook de regels van Ayurveda en de verzen van Bhagvat Gyan ofwel Bhagwat Geeta. En ik kan u verzekeren dat deze drie een volledige bijdrage leveren aan uw gezondheid. Ik zal niets voor niets in dit boek schrijven.

U zult de positiviteit en negativiteit van olie zien in de volgende onderwerpen. In Liver Cleanse Topic kom je meer te weten over de positiviteit van olie en in My Experience on Fast Food Topic zie je de negativiteit van olie.

Mijn ervaring met fastfood

In oktober 2020 wilde ik een nieuwe ervaring maken, hoe fastfood ons lichaam beïnvloedt. Wat zit er tenslotte in fastfood dat ons lichaam schaadt, het is tenslotte voedsel zelf, hoe kan het ons lichaam schaden. Met al deze vragen begon ik fastfood te eten. De dag dat ik fastfood at, terwijl ik die nacht sliep, één ding, het bloed stroomde heel snel door mijn lichaam, ten tweede was ik niet in staat om op de beste manier in te ademen zoals ik het vroeger op de beste manier deed op andere dagen. Als u niet kunt begrijpen wat ik heb gezegd, zal ik het met een ander voorbeeld uitleggen. Ben je ooit in de heuvels van de Himalaya geweest, als we die heuvels bereiken, hoe heerlijk we ademen, het hele lichaam voelt licht en de geest is vervuld van vreugde, waarom gebeurt dit, weet je, je hele zuivere zuurstof gaat in het lichaam, in overvloed, wordt de derde negativiteit niet goed schoongemaakt, en je kent de bijwerking van het niet goed reinigen van de maag, dat 90% de deur naar ziekte is.

Als je Fast Food binnengaat, krijg je dingen. Ten eerste is het meeste fastfood gemaakt van maida en grammeel. Het probleem van manda is dat het in de maag gaat slapen, ik bedoel daarmee dat de maag niet schoon is omdat het in de darmen zelf blijft steken. Besan maakt gas en je ziet de kracht van het gas vanaf het allereerste begin van dit boek. Hetzelfde gas deed me reizen tot Thyroid Disbalance. En twee jaar pijn afzonderlijk. Het tweede probleem met fastfood is dat de olie waarin het is gemaakt meerdere keren is gekookt. Hoe meer de olie wordt gekookt, hoe meer gif het wordt. Wat ik hierboven heb beschreven dat de adem stopt, komt door deze vieze olie.

Leer van leverreiniging

Hier zal ik een unieke methode van leverreiniging vertellen. Hier heb ik niet het onderwerp leverreiniging gekozen om je te vertellen hoe je leverreiniging moet doen, maar ik heb dit onderwerp gekozen om te weten hoe koude persolie werkt als een medicijn.

Dus ik deed deze leverzuivering en welke fysieke positiviteit ik zag na de leverreiniging, zullen ze ook bespreken.

Ik heb deze Leverreiniging rond of rond november 2020 gedaan. Er zijn drie dingen voor nodig. Een Epsom-zout, de andere Extra Vierge Olijfolie, de derde Sinaasappel- of Mandarijnsap, oftewel Citrusvruchtensap. We moeten het naar eigen inzicht drinken. Laten we zeggen dat mijn gewicht 60 is. Ik heb alles gegeten na de middag. Om 6 uur 's avonds drink ik 12 gram epsomzout gemengd met 250 ml water. Om 8 uur 's avonds drink ik 12 gram epsomzout gemengd met 250 ml water. De smaak van epso-zout is heel vreemd, het wordt niet gedronken, het wordt in één keer gedronken. Om 22.00 uur drink ik 120 ml citrusvruchtensap gemengd met 120 ml extra vergine olijfolie. Een half uur lang slaap ik op de kant die de lever is, d.w.z. aan de rechterkant. Daarna, na een half uur, ga ik naar mijn comfort op mijn zij slapen. Ook ga ik 's nachts twee tot drie keer naar het toilet, waar mijn maag twee of drie keer wordt schoongemaakt. Om 6 uur 's ochtends drink k 12 gram epsomzout gemengd met 250 ml water. Om 8 uur 's morgens drink ik 60 ml extra vierge olijfolie gemengd met 60 ml citrusvruchtensap en slaap een half uur op mijn rechterzij. Om 10 uur 's ochtends drink ik weer 12 gram epsomzout gemengd met 250 ml water. Hier is mijn leverzuivering voorbij. Nu zal ik vertellen wat ik vond door dit te doen. Nadat de leverzuivering voorbij is, ga ik ongeveer 4 tot 5 keer naar het toilet, waar mijn maag even vaak wordt schoongemaakt. Sommige afvalstoffen verlaten het lichaam. Een van hen kwam uit een of andere groene kleur. Ik voelde me heel licht. 's Avonds sport ik dagelijks waarbij ik ook push ups doe. Eerder, toen ik push-ups deed, begon mijn adem op te zwellen en had ik een lichte pijn in mijn borst. Maar in de oefening van vandaag waren die beide dingen verdwenen. En tot op heden is er ook geen pijn in mijn borst en ademen is ook op zijn best. Mijn spijsvertering was erg goed geworden. Hoewel je weet dat het ongeveer 9 tot 10 maanden geleden was, zelfs nadat ik op dieet was, en ik heb zoveel baat gehad bij dat dieet dat hoe meer ik schrijf, hoe minder ik krijg. Ondanks dat voordeel kon ik de voordelen van Liver Cleanse heel goed voelen.

Nu ga ik u de kennis voorleggen die ik heb verkregen van Liver Cleanse. Koudgeperste olie reinigt het zenuwstelsel. Het verdwijnen van milde pijn op de borst en kortademigheid waren het bewijs dat mijn zenuwen volledig waren verdwenen.

Op deze manier is Oil Villain en Oil is Hero. De olie die keer op keer wordt gekookt, is schurk en de koude persolie, d.w.z. die niet één keer is gekookt, is de held. Koudgeperste olie trekt het vuil van de lichaamsdelen en brengt het uit het lichaam.

Beste lezers, Ik heb leverreiniging besproken om het belang van koude persolie te laten zien. Hoewel het voor mij gemakkelijk was om het te doen, maar toch, als iemand het wil doen, doe het dan onder toezicht van een ervaren persoon.

Beste lezers, ik schrijf dit boek in augustus 2022 en vandaag volg ik mijn dieet al bijna twee jaar en zeven maanden. Gedurende deze twee jaar en zeven maanden heb ik veel wijzigingen in mijn dieet aangebracht. Naarmate de behoefte ontstond, deden de aanpassingen dat ook. Nu zal ik met jullie al mijn aangepaste voeding bespreken, die ik maand na maand veranderde. Hier zul je veel van kunnen leren.

Wat is ziekte?

Laat me de ziekte met u delen die ik moet kennen uit de ervaring van mijn leven. Stoppen is een ziekte. Wat houdt dit tegen en wie stopt en waar wordt het tegengehouden? Dat is alles wat u hoeft te weten. Deze ziekte kan je niet eens raken. Er zijn drie blokkades in ons lichaam. Deze drie obstakels zijn op zichzelf onafhankelijk. Dat wil zeggen, er kan een verband zijn tussen deze drie blokkades, en deze drie blokkades kunnen ook onafhankelijk van elkaar werken. Hierin, wat ik eerder schreef, is het belang ervan groter dan de andere twee, maar ze zijn alle drie even belangrijk. De eerste blokkade vindt plaats in het zenuwstelsel. Hier is de obstructie te wijten aan twee redenen. De eerste is de hoge hoeveelheid suiker in het bloed. Suiker is plakkerig, plakt. Als er te veel suiker in het bloed zit, kan het bloed niet goed stromen. Er zit ongeveer 5,5 liter bloed in ons lichaam. Ons hart pompt ongeveer 72 keer per minuut bloed van het hart naar het lichaam. Als hij eenmaal pompt, stuurt hij 70 ml bloed. Het betekent simpelweg dat de hoeveelheid bloed in ons lichaam in slechts één minuut door het hele lichaam circuleert. Met andere woorden, we kunnen zeggen dat 5 liter bloed in 24 uur 1400 keer door het hele lichaam circuleert. Nu moet u door al deze dingen het belang van het reinigen van het bloed hebben leren kennen. Ik denk niet dat je het bloed vuil meer wilt houden. De tweede vuiligheid wordt veroorzaakt door olie in het bloed. Eenmaal gekookte olie hoopt zich op in de zenuwen en veroorzaakt verstopping. Het hart en het hele lichaam moeten de dupe worden van deze twee soorten vuil die zich ophopen in de zenuwen. Het hart moet harder werken om het bloed door het lichaam te pompen. Als ik je meer werk laat doen dan je kunt, wat zal er dan gebeuren, het zal alleen met jou gebeuren, het gebeurt met het hart. U moet de basisbron van hartgerelateerde ziekten hebben begrepen. De directe link tussen bloeddruk en cholesterol is met het hart.

De tweede blokkade vindt plaats in het spijsverteringskanaal. De eerste blokkade is als uw gas stopt, dat wil zeggen, er vormt zich gas in de maag, maar u kunt het niet verwijderen. Wat te zeggen hierover, wiens gas stopt en als hij het niet oplost, begin dan met het tellen van de ziekten in het lichaam. Vandaag schrijf ik dit boek, alleen vanwege dit gas. De kennis die ik vandaag heb opgedaan is omdat ik dit gas niet kan verwijderen. Wanneer het gas het lichaam niet kan verlaten, blijft het in het lichaam circuleren en veroorzaakt het ontstekingen in het lichaam. Waardoor het spijsverteringskanaal zwak wordt. Daarna wordt geen van beide voedsel verteerd. En als het voedsel niet goed wordt verteerd, komt het er niet uit. Dat wil zeggen, de maag zal niet schoon zijn. Dus nu begint ook de tweede hindernis. De eerste blokkade is gas en de tweede blokkade is het niet reinigen van de maag. Als je er nu geen oplossing voor vindt, begin dan rondjes te maken langs ziekenhuizen en klinieken.

De derde blokkade zit in onze geest. Als je met iets in je hoofd zit, weet je dat je geest het slachtoffer is geworden van constipatie. Dit is geen verstopping van de maag, het is verstopping van de geest. U weet heel goed wat er gebeurt als gevolg van constipatie.

Mijn ervaring met Home Milk (Home Cow ofBuffel Melk)

Nadat ik 8 maanden met het dieet was begonnen, begon ik met veel voedsel te experimenteren. Van al deze maaltijden was het enige voedsel waarop ik nog moest experimenteren zelfgemaakte melk. Mijn benarde situatie was te wijten aan de melk die op de markt verkrijgbaar was. Het was op zich al het bewijs dat hoe melk ons lichaam beïnvloedt. Na lang wachten kreeg ik de kans om naar het dorp te gaan in verband met een bruiloft in mei 2021. Er is een koe en een buffel bij mijn huis in het dorp, en in die tijd gaven ze allebei melk. Hier zal ik je de ervaring van melk van zowel koe als buffel vertellen. Allereerst dronk ik rauwe melk, dat wil zeggen oplosmelk. Deze melk wordt verteerd als water, er is geen gas of zuurgraad van welke soort dan ook. Gezien na het drinken van melk van zowel koe als buffel. Het was 100% melk, d.w.z. er werd geen water aan toegevoegd. Het tweede experiment dat ik deed was om gekookte melk te drinken, het werd ook goed verteerd, het enige negatieve dat naar voren kwam was dat het drinken van gekookte melk gas produceert. Afgezien hiervan consumeerde ik kwark, boter enz., Die allemaal positieve resultaten hadden. Koeien en buffels worden dagelijks naar ons huis gebracht om te grazen. Waar ze het groene natuurgras graast. Het gras is volledig natuurlijk waaraan geen kunstmest en bestrijdingsmiddelen zijn toegevoegd. Zelfs vandaag, als ik de marktmelk neem, creëert het zuurgraad en moet de zuurgraad ervan twee dagen worden verdragen. In deze twee en een half jaar heb ik vele malen geëxperimenteerd met de melk van de markt, maar het resultaat komt altijd hetzelfde. Ik woon momenteel in een stedelijk gebied van Noord-India.

Ik zal maar één ding zeggen als je in een stedelijk gebied woont, stop dan met het consumeren van melk omdat het drinken van melk het gewicht verhoogt en de activiteit van mensen die in steden wonen ook minder is, meestal wordt officieel werk gedaan, dus als je in de stad woont Als u drinkt melk, men zal uw gewicht verhogen en ten tweede is er geen garantie voor de zuiverheid van melk. Houd er rekening mee dat geen enkele machine ter wereld de zuiverheid van voedsel controleert, behalve je lichaam. Ons lichaam is de grootste tester. Hoor het Als je goed oplet, zal je lichaam je vertellen wat goed en fout eten is.

05 februari 2020 Dieet begint (basis)

(Ik zal het geen Modificatie noemen, maar ik zal het Foundation noemen) Omdat het de Basis is, is vanaf hier een hoofdstuk van mijn leven begonnen.

1. De hele dag alleen salade gegeten.
2. Heeft de eerste 10-12 dagen klysma's gedaan.
3. Spinazie en tomatensap vroeg in de ochtend
4. Voor het avondeten nam ik thuis gekookt voedsel, dal, rijst, roti en groente met tadka en kruiden (het diner was verkeerd voor mij, wat ik later corrigeerde)

(Ik stopte met melk en alle producten die met melk te maken hebben, bewerkt voedsel (verwerkt voedsel betekent eigenlijk dat het voedsel dat er was, er niet meer is, omdat er iets nieuws is gemaakt door er veel dingen in te mengen en verpakt door er conserveermiddelen aan toe te voegen, zodat het duurt langer. Wij mensen denken dat we het heel goed hebben gedaan door bewerkt voedsel te maken, maar ik weet uit mijn levenservaring dat we nog niet genoeg hersens hebben om goed voedsel voor het lichaam te maken. De natuur heeft deze geest en bereidt alles voor het beste voedsel voor ons lichaam), ben ik er helemaal mee gestopt.)

(Het is twee uur 's nachts, vandaag kon ik overdag geen tijd krijgen, dus schrijf ik' s nachts, zodat de continuïteit blijft bestaan, ik geloof dat als ik de continuïteit niet behoud, ik nooit in staat zal zijn om dit boek in het leven te voltooien) Als iemand me vraagt wat de beste kwaliteit in jou is, dan zal ik antwoorden dat ik door de genade van God elk werk continu kan doen, zelfs als ik het heel langzaam doe. Zelfs als ik elke dag die ene pagina schrijf, schrijf ik. Nou, vandaag heb ik pas om negen uur 's nachts geslapen, dus ik heb al vier uur slaap genomen, na twee uur schrijven ga ik weer slapen. Dus beste lezers, consistentie is een groot wapen van succes, breng het in je leven.

Eerste (1e) wijziging in dieet - maart, april 2020

1. 's Ochtends een groen sapje van bittere pompoen.
2. Eet de hele dag alleen fruit en salades.
3. Consumptie van Millets tijdens het avondeten.

(Er is hier een grote verandering opgetreden, eerder at ik linzen, roti, rijst tijdens het avondeten, waar ik mee stopte en gierst begon te eten.)

Tweede (2e) wijziging in dieet

1. In de ochtend een groen sapje van spinazie of bittere pompoen.
2. Een vrucht voornamelijk papaya.

3. Millets in de middag
4. Millets ook bij het avondeten

(De grote verandering h er is dat Millets, (Simple Khichdi) twee keer begon te eten)

Derde (3e) wijziging in dieet - na 8-10 maanden dieet

1. 's Ochtends een green juice* van spinazie.
2. Eén fruit in de ochtend, voornamelijk papaja.
3. Millets in de middag 14.00 uur.
4. Biologische arachide van 50 gram tot 100 gram (geweekt) rond 17.00 uur.
5. Gierst voor het avondeten.

(Hier begon ik biologische pinda's te eten door ze in goede hoeveelheden te weken, omdat mijn spijsvertering geweldig was geworden na het volgen van het dieet van 8-10 maanden)

* Gebruikt om amla met spinazie en tomaat in groen sap te doen, omdat de winter was aangebroken en amla gemakkelijk verkrijgbaar was op de markt, het toevoegen van kruisbes reinigt de maag beter.

Vierde (4e) wijziging in dieet - na 12-13 maanden dieet

1. In de ochtend een groen sapje van spinazie of bittere pompoen.
2. Een vrucht in de ochtend voornamelijk papaya, meloen meloen in april, mei.
3. Millets een uur na het eten van fruit
4. Gierst in de middag
5. Avond Geweekte Biologische Pinda's.
6. Gierst voor het avondeten

(Hoofdvariatie, ik begon 3 keer gierst te eten)

Vijfde (5e) wijziging in dieet

1. Een groen sapje in de ochtend
2. Eén fruit in de ochtend voornamelijk papaya
3. Gierst met gekookte groenten een uur na het eten van fruit.
4. Middag Gierst Met Groente
5. Avond Geweekte Pinda's
6. Diner Gierst Met Groente

(De belangrijkste verandering hier is dat ik nu gekookte tadka en gekruide groenten ben gaan eten)

Zesde (6e) wijziging in dieet

1. Een groen sapje in de ochtend
2. Eén fruit in de ochtend voornamelijk papaya
3. Middag Gierst Met Groente
4. Avond Geweekte Biologische Pinda's.
5. Diner Gierst Met Groente

(Vroeger at Millets driemaal in het dieet, begon hier twee keer te eten, hier heb ik één ding geleerd, degenen die geen fysieke arbeid verrichten (hard werken), ze zouden slechts twee keer gekookt voedsel moeten doen. Ik had in mijn hele leven gezien dat mijn grootvader slechts twee keer gekookt voedsel at)

Zevende (7e) Wijziging in dieet - Rond december 2021 tot april 2022

1. Eén vrucht in de ochtend is voornamelijk papaja, als het april of mei is dan watermeloen en meloen
2. Middag Gierst Met Groenten
3. Avond Geweekte Biologische Pinda's
4. Tarweroti met groenten als avondeten.

(Er zijn twee belangrijke veranderingen, één stopte met het innemen van groen sap, de tweede belangrijkste verandering was het eten van tarwebrood gedurende ongeveer vier tot vijf maanden, die stopte zodra de zomer begon.)

Achtste (8e) wijziging in dieet

1. Een fruitpapaja in de ochtend
2. Middag Gierst Met Groente
3. Avond Geweekte Biologische Pinda's
4. Diner Gierst Met Groente

(Millet begon twee keer te eten en stopte met tarwebrood)

Negende (9e) Wijziging in Dieet - Augustus 2022 - Dat wil zeggen, tijdens het schrijven van dit boek, Dieet

1. Papaja in de ochtend
2. Drie of vier bananen na een uur
3. In de middag gierst met groente
4. Avondpinda's gedrenkt in waterspar 8 uur.
5. Diner Gierst Met Groente

(Verandering in de timing van het eten van papaja, de tweede belangrijkste verandering is om vroeg in de ochtend, rond 10 uur, banaan te eten)

Opmerking - Tijdens het dieet is mijn woonplaats Noord-India, ik vertel de woonplaats omdat het effect van de plaats op het eten is. Omdat de temperatuur, vochtigheid, het weer, van twee verschillende plaatsen tegelijkertijd verschillend kunnen zijn, en dit alles heeft een effect op het voedsel. Kies daarom voedsel op basis van uw vuur, kwaliteiten en gebreken.

Hoofdstuk 3
Lessen uit de Ayurveda

Ik ben Ayurveda gaan studeren vanaf november 2020. Dat wil zeggen, na 10 maanden starten met het dieet. Tot die tijd had ik geen kennis over Ayurveda. Mijn problemen waren voor 95% genezen in dit dieet van 10 maanden. Er is iets speciaals aan ayurveda dat ik heb ervaren, ayurveda kan heel goed worden begrepen door iemand die last heeft gehad van gasvorming en verzuring. Andere mensen kunnen Ayurveda nooit begrijpen. Daar is een reden voor. Als ik zeg dat 60-70% van de ziekten van de hele wereld door gas worden veroorzaakt, dan ben je het daarmee eens. Laat me ook aannemen dat je dit ook begrijpt omdat je dit boek leest, dan heb je ergens ook te maken met gas en zuurgraad, dus je moet de kracht van gas hebben gekend, maar een persoon in wiens maag gas wordt geproduceerd en het neemt het ook op uit, die mensen van de tweede categorie, wiens maag geen gas produceert, hoewel zo iemand er maar één op de duizenden krijgt. Omdat het onmogelijk is om zonder kennis nul gas te bereiken. Hier bedoel ik met kennis eten. Goed en fout eten. Welk voedsel produceert gas en welk voedsel produceert geen gas. Daarom kan de sterkte van het gas alleen bekend zijn bij degene die het gas heeft weerstaan. En degene die gas en zuurgraad heeft opgelopen, zal de volledige Ayurveda begrijpen. Omdat alle Ayurveda is gebaseerd op gas, zuurgraad en slijm. En het is absoluut waar dat 90% van de ziekten in de wereld eronder vallen. Laten we het begrijpen aan de hand van een voorbeeld. Ik zal mijn eigen voorbeeld geven. Mijn problemen beginnen door de gasstagnatie. Door het wegvallen van dit gas waren de zuurgraad, de schildklier, winderigheid, slapeloosheid, rusteloosheid en mijn cholesterolgehalte ook de 200 gepasseerd. Als er nog een paar dagen verstreken, zou ook de cholesterolmedicatie beginnen. En als ik het vandaag niet had gecorrigeerd, dan was er een rij ziektes ontstaan. Wat is de bron achter dit alles, de non-passiviteit van gas. Ayurveda weet waar de wortel ligt, maar de hedendaagse allopathiewereld weet zoiets niet. Niet weten of niet willen weten, je denkt erover na. Ik vind het erg jammer dat een ayurvedische arts allopathie beoefent. Misschien heeft Ayurveda het nooit begrepen. Anders is het niet nodig om allopathie te beoefenen.

Principes van Ayurveda

Het principe van Ayurveda is dat als de lichamelijke gebreken gelijk zijn, er sprake is van gezondheid, als de dosha's afnemen of toenemen, dan is het ongezond. De toename van het aantal fouten is een ziekte. De drie soorten dosha's waarop de hele

Ayurveda is gebaseerd, zijn Vata, oftewel luchtgas, Pitta, oftewel zuurgraad, en Kapha, oftewel slijm. Het klinkt heel eenvoudig om te horen, maar heel moeilijk te begrijpen. Ik zal proberen deze deugdzame kennis van Ayurveda in eenvoudige taal bij u over te brengen. 90% van de ziekten van de wereld vallen onder Vata, Pitta en Kapha, dus als je deze kennis kent, zal 90% van de ziekten worden gered. De overige 10% van de ziekten hebben andere oorzaken. Zoals bacteriën, schimmels, virussen enz.

Discussie over de vijf grote elementen

Ons lichaam bestaat uit vijf Mahabhuta's. Aarde, water, lucht, lucht en vuur. Prithvi betekent voedsel, water, lucht betekent lege ruimte in het lichaam, lucht betekent zuurstof die we via de neus opnemen, vuur betekent zonlicht. Als er geen zonlicht is, zal er geen lichaam met een lichaam op aarde zijn. Daarom is het erg belangrijk om vuur te nemen.

Het is erg belangrijk om deze vijf Mahabhuta's in een evenwichtige hoeveelheid in te nemen. We herinneren eraan om hier slechts één element uit te halen, dat is het aarde-element. We eten en eten en eten verder, de hele dag eten we, elke dag eten we, en 's nachts eten en slapen we. Mijn vraag is wanneer je het luchtelement hebt gegeven. Akasha betekent het lichaam leeg houden. We eten drie keer per dag granen en het verteren van granen duurt lang. Degenen die het werk van fysieke arbeid doen, kunnen 3 keer granen eten. Maar andere mensen zouden granen maar twee keer moeten eten. Snacken is een zeer slechte gewoonte, waardoor het Digestive Track altijd druk is. En het spijsverteringskanaal krijgt niet eens de kans om te rusten. Hoe zal het zijn als je je 24 uur onafgebroken laat werken? Zonneschijn moet worden geconsumeerd. In steden krijgen mensen een tekort aan vitamine D, de reden hiervoor is om geen zonlicht te consumeren. Door geen wierook te consumeren, wordt voedsel niet goed verteerd omdat er een gebrek aan vuur in de maag is. Door het gebrek aan vitamine D is de opname van calcium niet mogelijk, waardoor de botten zwak worden. Frisse lucht is beschikbaar in Brahma Muhurta, in parken, in bossen, op heuvels en in dorpen enz. Word daarom vroeg in de ochtend wakker in Brahma Muhurta, maak een wandeling in de parken enz., bezoek heuvelachtige plaatsen en breng ook een paar dagen in uw dorp. Nadat ik naar het dorp ben gegaan, ondergaat mijn lichaam binnen een paar dagen een metamorfose. Geloof me, er is een verschil tussen het land en de lucht in de stad en het dorp. We kunnen tot in de cel van het lichaam voelen dat de geschikte plek voor mij alleen is waar zuivere lucht is, we begrijpen het gewoon niet omdat we goed naar het lichaam hebben geluisterd, waar we wonen, gedachten gaan ergens anders heen. Is. We eten niet eens voorzichtig.

Eerst worden een of twee happen verzorgd, daarna gaat de geest ergens anders heen.

Op deze manier moeten deze vijf geweldige elementen in gelijke hoeveelheden worden geconsumeerd. Als er een teveel of een tekort is aan een groot element, dan zal de ziekte van daaruit beginnen.

Guna (aard van een lichaam en aard van elementen) Chikitsa

Guna-therapie is het medicijn waarin we die dingen moeten consumeren of die dingen moeten doen die onze toegenomen gebreken compenseren. Er is ook een negatief tegenovergesteld aan elk positief ding in deze wereld. Dus als het goed wordt gebruikt, kan het ook worden gebruikt. In de Ayurveda zijn zo'n 3 dosha's, 6 rasa's en vijf Mahabhuta's beschreven. Eten maakt er deel van uit, dus we zullen eten niet apart vertellen. Er worden ook 20 kwaliteiten genoemd in Ayurveda. Deze 20 Guna's zijn te vinden in deze 3 Dosha's, 6 Raso's en vijf Mahabhuta's. Het is niet nodig dat alle 20 kwaliteiten van iedereen in deze dosha's, rasa en grootse elementen terug te vinden zijn, maar sommige kwaliteiten zullen er zeker in terug te vinden zijn.

Laten we nu aan de hand van een voorbeeld begrijpen hoe deze eigenschap geneest.

Je zou je een incident kunnen herinneren, toen ik de komende dagen watermeloen en meloen at voor de komende dagen om de stijfheid van de maag te beëindigen, waardoor mijn maagstijfheid eindigde, maar het gas begon meer in de maag te komen. De reden voor overmatige gasvorming in de maag was te wijten aan een droge spijsvertering door het eten van watermeloen en meloen gedurende de dag. Om deze droogheid te verwijderen, heb ik desi ghee gebruikt om het te verwijderen. Ghee heeft een eigenschap die we alifatisch noemen en droogheid is het tegenovergestelde van alifatisch. Dat is wat kwaliteitstherapie is. Een verergerd defect verwerven door een object van zijn tegengestelde kwaliteit te accepteren, het gelijkmaken van dat defect is de genezing van deugden.

20 woningen

1. Guru (zwaar) - Laghu (licht)
2. Manda (langzaam) - Tiksna (snel, snel)
3. Shit (koud) - Ushna (heet)
4. Snigdha (zalvend) - Ruksa (droog)
5. Sleksna (glad) - Khara (ruw)
6. Sandra (vast) - Dravya (vloeibaar)
7. Mridu (zacht) - Kathina (hard)
8. Sthir (stabiel) - Chala (bewegend, onstabiel)
9. Suksma (Klein) - Kruk (Groot)
10. Vishudha (niet slijmerig) - Pichhal (slijmerig)

De kwaliteiten van Vata - ruw, kort, koud, hard, subtiel, beweeglijk, droog, licht

Eigenschappen van pitzuur -olieachtig, scherp, heet, licht, vlezig ruikend, verspreidend en vloeibaar. Kwaliteiten van Kapha -stabiel, stabiel, zwaar, langzaam, koud en zacht.

Lichaam Gemaakt van Zeven Dhatus

Ons lichaam is opgebouwd uit zeven dhatu's. Het is het volgende.
Rasa (plasma), Bloed, Spieren, Vet, Bot, merg, Sukra (Voortplantingssysteem)
Even van deze dhatu's zijn is gezond en vreemd zijn is ongezond. Ayurveda spreekt over balans en dit systeem is daarop gebaseerd. Overmaat en verval van iets zijn beide dodelijk. Daarom gaat Ayurveda naar de wortel. Vata, Pitta en Kapha zijn de oorzaak van alle ziekten. En dit is ook een feit. Je kunt dit heel goed begrijpen aan de hand van mijn verhaal. In het hele verhaal zul je zien dat ik de fouten heb gecorrigeerd. Toen ik met het dieet begon, had ik echter geen kennis van Ayurveda. Ik begin met dieet op 5 februari 2020 en ik begin Ayurveda te studeren in november of december 2020.

Wat we ook eten, eerst wordt sap gevormd, dan wordt bloed gevormd, dan spieren, dan vet, dan botten, dan beenmerg, daarna wordt sperma gevormd. Daarom is Shukra Dhatu van groot belang. Verspil nooit Sukra Dhatu.

Nu zal ik vanaf hier mijn eigen manier vertellen om de drie dosha's Vata, Pitta en Kapha in Ayurveda te behouden, die ik heb geleerd van mijn levenservaringen.

Als ik de hele Ayurveda ga beschrijven, wordt het een boek van 1000 pagina's en snap je er niets van. Daarom houd ik mijn ervaringen voor u in de eenvoudigste taal.

Er zijn drie redenen voor het hebben van Vata-onbalans. De eerste is het opgehoopte vuil in het lichaam. Wanneer we verkeerd voedsel eten en dat verkeerde voedsel het lichaam niet verlaat en wordt opgeslagen in onze darmen. Dit vuil blijft steeds weer lucht genereren. Om dit probleem aan te pakken, moeten we ons lichaam reinigen. Volg deze reinigingsmethode, doe Klysma twee keer gedurende de eerste zeven dagen. Gedurende de volgende zeven dagen mag klysma slechts één keer worden gedaan, dat wil zeggen elke ochtend. Ik heb het woord klysma vaak gebruikt, misschien weten sommige mensen niet van klysma, dus ik beschrijf het op deze manier. Klysma is een doos. Waarin tot 1500ml water gevuld kan worden. De pijp wordt aan de ene kant op de box aangesloten en moet aan de andere kant in de anus worden gestoken. Op deze manier komt er water in onze dikke darm terecht. Houd het water nu 5 minuten vast. Water verzacht de harde ontlasting en trekt de ontlasting eruit die jarenlang bevroren is geweest. Wees niet verbaasd, de ontlasting had zich jarenlang opgehoopt. Je bent ziek vanwege deze bevroren puinhoop. Klysma is ook een geschenk van de Ayurveda, in de Ayurveda wordt het Vasti Kriya genoemd. De temperatuur van het water dat u erin doet, moet gelijkmatig zijn, dat wil zeggen niet te koud en niet te heet. Drink 's ochtends een groen sapje. Groen sap reinigt het hele spijsverteringskanaal. Eet de hele dag alleen fruit en salades. Onder de vruchten is papaja goed voor de maag. Als er zuurgraad is, consumeer dan geen citrusvruchten zoals sinaasappel, mandarijn, citroen enz. Het is niet schadelijk voor de gezondheid, maar voor degenen wiens zuurgraad hen irriteert, d.w.z. onbehagen. Stop de consumptie van granen. Eet de hele dag door fruit en salades. Kook en eet Millets in één keer 's avonds. Gebruik geen tempering en kruiden in gierst. Op deze manier wordt het lichaam volledig gereinigd.

De tweede belangrijkste reden voor gasvorming is gasvormend voedsel zoals rajma, alle soorten peulvruchten, gram, aardappel, kool, bloemkool, radijs, melk en al het fastfood, dingen gemaakt van maida, dingen gemaakt van grammeel. Ik zou u strikt willen instrueren als u last heeft van gas en als u een van deze dingen consumeert, dan zal zich zeker gas vormen.

De derde reden voor gasvorming is droogheid in het lichaam. Dit gebeurt slechts in één situatie, wanneer we het lichaam volledig reinigen. Ga nu nergens zitten denken dat door het lichaam te reinigen, droogheid zal komen, anders zul je nooit in staat zijn om te herstellen in het leven. Het is erg belangrijk om het lichaam te reinigen. We hebben het wapen om de onbeschoftheid op te ruimen. En alleen ervaren mensen zullen dit wapen kennen. Om droogheid te verwijderen, voeg je 's nachts gierst toe door twee tot drie lepels ghee toe te voegen en op te eten. Deze ghee mag slechts 10-12 dagen continu worden gegeten. Stop daarna met het consumeren van ghee. Het ghee-werk is voorbij.

Beste lezers, deze kennis is zeer kostbaar, het is de kennis van mijn ervaringen. Je krijgt het nergens anders, dus noteer het zorgvuldig en pas het toe in het leven. Dus drie hoofdredenen voor deze gasvorming. Als je deze methode volgt, krijg je zeker de overwinning op het gas.

Er zijn voornamelijk twee tot drie hoofdredenen voor de vorming van Pita, d.w.z. zuurgraad. De eerste hoofdreden is gas. Je moet denken dat hoe gas zuur kan maken. maar het is waar. Alles wat ik vertel is kennis van ervaring. De persoon wiens gas bedorven raakt en hij kan het gas niet verwijderen. Zijn gas blijft door het lichaam circuleren.

Hetzelfde gas komt de roterende maag binnen. De maag voelt dat er iets verteerbaars is gekomen en de maag begint zuur af te geven. Op deze manier wordt er, ook als je niets eet, zuur gevormd in de maag. Daarom, als zich zuur begint te vormen op een lege maag, ruïneert het de bovenste laag van de maag. Artsen noemen deze aandoeningen

Gastritis en H Pylori-infectie. Het is niets anders dan de zuurgraad die je maag dag na dag verpest. Ik werk de afgelopen twee jaar op dit gebied en ik heb honderden gevallen die verband houden met dit probleem, waarbij mensen vier keer H Pylori Kit hebben gegeten, maar hun probleem was er. Maar door uw dieet te veranderen door middel van dit eenvoudige dieet, controleert u alleen uw zuurgraad en elimineert u Gastric, H Pylori volledig. Ik zou een van deze gevallen willen noemen, die werkt in het Indiase marineteam. Hij leed al jaren aan dit probleem. Hij gaf duizenden roepies uit en deed rondes in vele grote en grote ziekenhuizen. De dagen dat ik hem sprak, lag hij nog in het ziekenhuis. Hij had geen enkele methode opgegeven. Of het nu allopathie, ayurveda, homeopathie etc. was. In de allopathie had hij H Pylori Kit vele malen gegeten. Tijdens het gesprek heb ik hem de kern van het probleem uitgelegd. Ik had namelijk zelf met dit probleem te maken gehad, dus ik kende er ook het hele verhaal van. Hij begon het dieet te volgen en is vandaag helemaal gezond. Eigenlijk begrijpen we voedsel heel gemakkelijk, we vergeten dat dit lichaam van dat voedsel is gemaakt. Dus het lichaam zal worden zoals het voedsel dat je neemt. Er zijn veel mensen die van dit probleem af zijn gekomen door hun eetpatroon te veranderen. Het is slechts een kwestie van gisteren dat iemand die in Australië woont hetzelfde probleem heeft. Volg dit dieet de laatste anderhalve maand en ze hebben verlichting tot 70-80%. Hij koos zelf voor dit dieet, hij was overal moe van. Hij heeft alle medicijnen ingenomen. De laatste keer dat hij H Pylori Kit kreeg, kon hij het maar crie dagen volhouden. De reactie van dit medicijn was zodanig dat zijn hartslag versnelde en hij alleen naar buiten ging. Nu willen ze niet achterom kijken zoals Allopathie-medicijnen. Door de manier waarop hij in anderhalve maand hersteld is, heeft hij het idee dat als hij dit dieet 8-10 maanden volgt, het helemaal goed komt.

Over de reactie van H Pylori-kit gesproken, er is nog een geval, het is drie tot vier dagen geleden dat hij in een multinationaal bedrijf uit Gurgaon werkt. Hij zei dat ik vaak dokter H Pylori Kit heb gekregen. Als hij een andere dokter bezocht, schreef hij ook hetzelfde medicijn, nu zegt hij dat ik zal sterven, maar ik zal dit medicijn niet eten. Omdat de reactie van dit medicijn zo ernstig is dat het niet gemakkelijk is om het te verdragen. Een van deze medicijnen is eigenlijk Claritromycine, dat is gewoon Culprit. In die H Pylori Kit is er een reactie door dit medicijn. Over de zaak Australië gesproken, moet hij zeggen. Mijn hartslag is nog steeds niet zo normaal als voorheen.

Voedsel is de derde belangrijkste reden voor de verslechtering van pitta. Het voedsel dat zuur maakt, is melk en allerlei soorten peulvruchten. Merk op dat ik nergens alcohol en niet-vegetarisch heb genoemd, omdat ik er al van uitging dat niet-vegetarisch ook niet iets voor ons is om te eten en dat alcohol ook niet iets voor ons is om te drinken. Daarom worden ze nergens genoemd. Waarom zou ik praten over wat niet ons eten en drinken is? Het volgende dat zuur veroorzaakt, is thee en koffie.

Beide maken enorme zuren. Noteer ze en bewaar ze. Zolang je geen last hebt van verzuring, dan eet je melk en peulvruchten door te persen is er geen probleem, maar zodra je verzuring erger wordt gaan ze allebei ook zuur maken. De consumptie van al deze moet worden gestopt in de zuurgraad.

Een andere ervaring met betrekking tot pitta wil ik graag met je delen dat als het water in jouw plaats niet goed is, dit water het werk zal doen om zuur te maken. Kook water en drink het op. Als je het door mij genoemde dieet volgt, hoef je er geen apart water in te nemen, fruit en salades bevatten slechts 95% water.

Het is niet nodig om gas en zuurgraad afzonderlijk te behandelen. Als je het gas zelf uithardt, wordt de zuurgraad automatisch uitgehard. Omdat zuurgraad wordt geassocieerd met gas zelf. Ja het kost tijd. Daarom moet je enige zuurgraad verdragen in de tijd die het kost. Zodra u met het dieet begint, wordt uw zuurgraad teruggebracht tot 70-80%. Je kunt Indiase Mishri hierin gebruiken, wanneer je een branderig gevoel voelt. Mishri vermindert de zuurgraad onmiddellijk. Het duurt 7-8 maanden voordat de zuurgraad volledig is genezen door dit dieet, zoals mijn eigen ervaring is, dus wees niet overhaast en volg het dieet met volledige oprechtheid. Op deze manier, als je het dieet met volledige oprechtheid blijft volgen, zal je oude lichaam terugkeren. Besteed speciale aandacht aan één ding, wanneer de zuurgraad oud wordt, dan

volgt het lichaam het als een regel en op hetzelfde moment dat er vandaag zuur wordt gemaakt, zal het morgen tegelijkertijd zuur maken, op deze manier stijgt het zuur boven het voedsel uit , En automatisch begint het lichaam zuur te maken. Onder deze omstandigheden beginnen zelfs negatieve gedachten zuur te worden, ik vertel je dit allemaal uit mijn eigen ervaringen. Weet dit gewoon dat alle problemen zijn genezen, denk niet dat dit zuur een leven lang meegaat. Vandaag heb ik niet alleen mijn ervaring, maar ook de ervaring van duizenden andere mensen. Ik werk op dit gebied van de afgelopen twee jaar.
Dieet is er, heb ik in de vorige hoofdstukken
uitgebreid besproken.

Tot nu toe heb ik het gehad over twee dosha's van Ayurveda, als je deze dosha's kunt beheersen, geloof me dan dat je 70-80% ziekten van de wereld onder controle kunt houden.

Nu gaan we het hebben over Kapha, de derde
dosha van Ayurveda.
Kapha - stroperig, koud, zwaar, alifatisch, zoet. Dit zijn allemaal eigenschappen van Kapha. Om Kapha te genezen, moeten dingen met tegengestelde eigenschappen worden gegeten. Als je meer snoep eet, zal het slijm toenemen. Zelfs als je koud eet, zal het slijm toenemen. Het eten van ghee verhoogt het slijm. Zelfs als je melk drinkt, zal het groeien. Gebruik ze dus niet bij meer slijm. Het lichaam moet leeg worden gehouden. Er moet een warme drank

worden gedronken, waarin kruidnagel, zwarte peper, enz. Er moeten samentrekkende en pittige dingen worden geconsumeerd. Omdat de kwaliteit van Kapha zoet is, en het tegenovergestelde van zoet is kruidig en samentrekkend. Bitter kalebasensap en kruisbes moeten worden geconsumeerd. Door wierook te consumeren smelt het slijm en verlaat het het lichaam. Kapha is koud en Sun is heet, dus ze staan tegenover elkaar. Het was een soort genezing. Hetzelfde dieet zal werken bij hoestziekten die ik heb verteld voor gasvorming en zuurgraad. Alleen hier moet je je intelligentie een beetje gebruiken, want de kwaliteit van slijm en gas is koud en de kwaliteit van zuur is heet. Als u in de winter met dit dieet begint, kunt u meer gierst eten. Als je in de zomer met dit dieet begint, eet dan de hele dag fruit en salades en eet 's nachts gierst. Als er een probleem is bij het eten van fruit en salades in verband met het probleem van slijm, kunt u Millets twee of drie keer innemen. Dat is overigens geen probleem, want de afgelopen twee jaar hebben veel mensen hun slijmgerelateerde problemen door dit dieet genezen.

Dus dit was mijn ervaring met het balanceren van Vata, Pitta en Kapha dosha die ik met je deelde.

Ritucharya (Seizoen)

Volgens Ayurveda en mijn ervaring kunnen we niet het hele jaar door hetzelfde eten. Omdat het vuur dat voedsel verteert in ons zit, blijft het niet het hele jaar hetzelfde, dus hoe kunnen we het hele jaar door hetzelfde eten eten? Ik heb een ervaring, in het regenseizoen wordt mijn vuur heel wat minder. Mijn eetlust neemt ook dienovereenkomstig af. Ik verminder de hoeveelheid van mijn eten. Als ik dit niet doe, word ik zeker ziek. Alleen al dit kleine verschil maakt een mens ziek en gezond. Een wijs man eet altijd volgens zijn vuur en honger. Maar een onwetend persoon volgens de klok, volgens de hoeveelheid die op het bord wordt geserveerd, en als het eten lekker is, dan eet hij het zelfs met een slok op.

Het regent in deze maanden juli, augustus, september. En dit is ook de maand van de zuurgraad. Het probleem van de zuurgraad is meer in deze maanden. Je moet niet vergeten dat mijn problemen in augustus 2018 erger werden en het was zuurgraad. Kon die zuurgraad niet herkennen. Omdat ik hiervoor nog nooit problemen in het leven, zuurgraad en obstipatie heb gehad, wist ik niet eens wat het is. Ayurveda accepteert ook dat Pitta zich tijdens deze maanden ophoopt.

Evenzo neemt in de winter het slijm toe en wordt het vervormd. De misvorming zal optreden bij het nemen van hoestbevorderende voorwerpen. Als je voedsel neemt met tegengestelde eigenschappen van Kapha, dan blijft Kapha gelijk. Maar niet wanneer we het gaan eten, wanneer we weten welke dosha's toenemen in welke seizoenen en door welk voedsel die gebreken verminderen. Daarom eet een wijs mens met mate en houdt hij zijn gebreken in evenwicht, en blijft zo zijn hele leven gezond.

Dincharya (dagelijkse routine)

Net zoals de dosha's afnemen en toenemen in verschillende seizoenen, zo blijven ook niet alle dosha's van de dag hetzelfde. Ik herinner me dat er een tijd was dat mijn maag opgeblazen werd als een ballon. Vroeger was de tijd voor winderigheid tussen 4 uur en 6 uur. De tijd van de wind is de laatste wake van de dag en de laatste wake van de nacht. Pitta-tijd is halverwege de middag en middernacht. Ik wil hier ook graag een voorval delen. Je zult je herinneren dat ik op een plek had verteld hoe ik midden in de nacht opstond om te eten. Nou, wie eet om middernacht, het was mijn dwang om voedsel te eten. Niet dat ik het vroeger uit hobby deed. Om middernacht begon zich zuur in de maag te vormen en hij nam voedsel om dezelfde pitta te onderdrukken en te kalmeren. Soms dronk ik ook koude koude melk. Het is dus absoluut waar dat de tijd van Pitta midden is, of het nu midden op de dag of midden in de nacht is.
De tijd van Kapha is het begin van de dag en het begin van de nacht, d.w.z. ochtend en avond. Op deze manier, wanneer we te weten komen op welk

tijdstip van de dag, welke dosha toeneemt of afneemt, eet je volgens die gebreken.

Ik zal het niet hebben over ayurvedische medicijnen omdat mijn ervaring is dat groenten en fruit alle geneeskrachtige eigenschappen hebben. Ik heb al mijn ziekten genezen door alleen fruit, salades en gierst te consumeren. En nu is de ervaring van duizenden andere mensen ook toegevoegd aan deze ervaring van mij. Omdat ik de afgelopen twee jaar op dit gebied werk. Merk op dat ik niet zeg dat Ayurvedische medicijnen nutteloos zijn. Als men wil, kan men ze ook consumeren, want ayurvedische medicijnen zijn volkomen natuurlijk, een geschenk van de natuur, en natuurlijke remedies zijn heilzaam.

Langhanam Param Aushadham (Vasten is het beste medicijn)

Langhanam betekent vasten. In de Ayurveda wordt gezegd dat Langhanam Param Aushadhaam, dat wil zeggen vasten, het beste medicijn is. En dit is ook waar. Men heeft gezien dat mensen eten zonder honger. Het lichaam heeft geen voedsel nodig, maar eet het toch op. Klokkijken en eten. Je moet drie keer op een hele dag eten, of je nu honger hebt of niet. Het is ook een belangrijke oorzaak van ziekten. Wanneer voedsel zonder honger wordt gegeten, wordt de gastritis al vertraagd en wanneer voedsel zonder honger wordt gegeten, wordt het langzamer. We stoppen hier niet, maar nu zijn er ook snacks, thee, samosa, jalebi, koekjes, namkeen-chips enz. Dit alles wordt na drie keer per dag persen apart gegeten. Zo werkt ons lichaam 24 uur per dag. Terwijl, behalve sommige delen van het lichaam, alle andere organen rust nodig hebben. Laten we het begrijpen door een voorbeeld. Stel dat u een chauffeur bent en ik zeg u dat u de komende drie dagen continu moet rijden. Je mag gedurende deze drie dagen niet eens slapen. De kans is groot dat u een auto-ongeluk krijgt. Hetzelfde is het geval met de delen van ons lichaam. Ze hebben ook rust nodig. Langhanam betekent vasten dat rust geeft. Het genezingsproces wordt versneld tijdens Langhanam. Extra glucose wordt opgenomen. Het extra vet begint te smelten. Wat er ook extra in het lichaam zit, Langhanam brengt het in evenwicht. Ik zorg speciaal voor Langhanam. Het ontwerp van mijn dieet is zodanig dat het wordt overgeslagen in het dieet zelf. Fruit, salades en gierst worden zeer snel verteerd. Op deze manier zal het lichaam, wanneer dingen snel worden verteerd, de rest van de tijd leeg blijven en zijn genezingen vervullen en de onevenwichtigheden corrigeren.

Klysma

Klysma, dat ik al in detail heb beschreven. Klysma is het geschenk van Ayurveda, dat we nu onder deze naam kennen in de moderne tijd.

triphala

Triphala bestaat uit drie vruchten. Amla, Haran en Bahera. Het moet in deze verhouding Amla 3-verhouding, Haran 2-verhouding en Bahera 1-verhouding worden gebruikt. Deze verhouding is voor het reinigen van de maag. Er is een beschrijving van verschillende verhoudingen bij verschillende ziekten in de Ayurveda. Amla is een van de weinige vruchten ter wereld, waarin in totaal vijf sappen voorkomen. De smaak van Amla, Haran en Bahera ziet er bijna hetzelfde uit. Triphala werkt als een reinigingsmiddel. Het reinigt van het spijsverteringskanaal tot aan de zenuwen.

Klysma, groen sap, fruit, salade en gierst doen echter hetzelfde in mijn dieet. Triphala is dus niet nodig. Maar als iemand het wil nemen, kan hij het nemen, want het is volkomen natuurlijk.

Gedetailleerde informatie van gierst

Hier krijgen we de volgende informatie over Millet
Wat is Millet, wat zijn de voordelen, hoeveel soorten
zijn er in totaal en namen in het Engels.
Gierst is het graan van ons eigen land. Die ongeveer
40 jaar geleden in elke staat van India in overvloed
werd gegeten. Maar nu consumeert slechts een zeer
beperkt aantal mensen het. Waardoor dit graan alsof
het was verdwenen. Maar qua gezondheid is het
vele malen beter dan rijst en tarwe. Ik prijs het pas
nadat ik het direct heb geconsumeerd. Ik heb zeer
diepgaand onderzoek gedaan naar dit graan. Jullie
weten allemaal dat ik alleen Millets in ontbijtgranen
consumeer. Vezel is in uitgebalanceerde
hoeveelheid in gierst van ongeveer 7% tot 12%. Het
is erg belangrijk om vezels in ons voedsel te
hebben, omdat vezels niet alleen de zenuwen
reinigen, maar ook het spijsverteringskanaal. We
weten heel goed dat 80-90% van de ziekten van de
wereld door de maag gaan. Millets zorgt voor de
maag. Welke andere granen we ook eten, de
hoeveelheid vezels erin is heel klein of slechts
nominaal. Er zit bijvoorbeeld maar 0,2% vezels in
rijst en 1,2% vezels in tarwe. Ook verwijderen we de
vezels die in tarwe zitten door deze door een zeef te
halen. Hier heb ik het over zemelen. Zonder
zemelen gegeten brood komt vast te zitten in onze
darmen. En hier begint de ziekte. Dit is de oorzaak
van gas, zuurgraad en obstipatie.

Gierst is een niet-zure korrel. De persoon met een zuurgraad moet gierst nemen in plaats van tarwe. Elk voedingsmiddel heeft zijn eigen Tasheer. Tasheer betekent dat het in het lichaam gaat en warmte creëert, gelijkmatig blijft of voor koelte zorgt. Hoewel het verschil klein is en een gezond persoon dit verschil misschien niet eens voelt, is dit verschil voor een onwel persoon als een groot verschil.

Het mooie van gierst is dat het ook de bloedglucose reguleert. Het is in staat om dit te doen vanwege zijn vezels. Omdat het een uitgebalanceerde hoeveelheid vezels is, geeft het langzaam glucose af. Hierdoor blijft de hoeveelheid suiker in het bloed niet hoog. Ik heb veel Cases beschikbaar waarvan de suiker wordt gecontroleerd door Millet. Tegenwoordig zijn al die mensen vrij van suikermedicijnen. Er moet nog één ding in gedachten worden gehouden, wat het resultaat nog beter maakt, eet voordat u gierst eet 200 tot 250 gram salade. We hebben gezien dat degenen die salade met gierst consumeerden, hun suiker beter onder controle hadden dan degenen die alleen gierst consumeerden.

Gierst komt in ons land vooral in 9-10 soorten voor. Maar ik zal het alleen hebben over vijf gierst. Omdat de hoeveelheid vezels in deze vijf gierst iets hoger is dan de rest. Het is respectievelijk als volgt. 1. Bruine Top (Groene Kangni), 2. Vossenstaart (Kangni), 3. Kodo (Kodra) 4. Kleine (Kutki), 5. Boerenerf (Sanwa)

Laat 8 uur weken voordat u gierst maakt. Het wordt goed verteerd door voedsel te weken, omdat het een goede hoeveelheid vezels bevat, dus weken is erg belangrijk. Maak het na het weken als rijst en consumeer het. Vervang op deze manier tarwe en rijst volledig door gierst.

Biologische Pinda's

Mijn belangrijkste bron van eiwitten en vetten zijn pinda's. Week het acht uur in water en consumeer het dan, de beste tijd om het te consumeren is na de middag. Eet het niet vroeg in de ochtend, want het is erg zwaar om te verteren. Gebruik het daarom pas na 8-10 maanden na het starten van het dieet. Na acht tot tien maanden diëten wordt het spijsverteringsstelsel erg sterk. Wiens spijsverteringssysteem sterk is, hij kan het consumeren zodra hij met het dieet begint. Pinda's bevatten 50% vet van hoge kwaliteit en 25% eiwit. Het eiwit dat erin aanwezig is, bevindt zich op het niveau van melk en vlees. Het kan ook geconsumeerd worden door mensen die last hebben van suiker, omdat er minder koolhydraten in zitten. Een ander kenmerk dat mij en andere mensen die een dieet volgen, is opgevallen, is dat het na het eten de dikke darm heel goed wordt schoongemaakt.

Spiritualiteit, de Bhagavad Gita en het bereiken van Bhagavad Gyan

Dit boek vertegenwoordigt mij echt. Welke kennis er ook in mij aanwezig is, wat ik ook in het leven heb geleerd door de genade van God, ik zal het allemaal in dit boek opnemen. Of het nu gaat om eten, Ayurveda of spiritualiteit.

Wat we nu ook bespraken, was de kennis om het fysieke lichaam op orde te houden. Nu zullen we het hebben over het beheersen van het subtiele lichaam, d.w.z. geest, intellect en zintuigen. Ons lichaam is niet alleen een fysiek lichaam. In essentie zijn ook het subtiele lichaam en de ziel met elkaar verbonden. Dit alles vormt een mens. Ziekte komt niet alleen in het fysieke lichaam voor, maar ook in het subtiele lichaam. Dit hoofdstuk gaat over het gezond houden van het subtiele lichaam. Deze ziekte wordt in de huidige taal een psychologisch probleem genoemd. Dit probleem zit in de geest. Deze ziekte is niets anders dan alleen en alleen angst. Angst komt voort uit onwetendheid, als we kennis hebben, dan zal ook onze angst eindigen. Dit hoofdstuk gaat alleen over kennis. Deze kennis van de waarheid is niet van mij. Deze kennis wordt door de Heer Zelf gezegd. In dit hoofdstuk leg ik je dezelfde kennis in eenvoudige taal uit. De reden voor de angst die in onze geest opkomt, is dat we de kennis van onze eigen aard niet hebben. Waar komen we vandaan, waar gaan we heen nadat we het lichaam van de dood hebben verlaten? Wat is ons doel op deze aarde? Is er een wereld buiten dit? Is er iemand die nog machtiger is? Als al deze vragen worden beantwoord, zal onze geest tot rust komen. Er zal voldoening in de geest zijn en u zult uw werk op een ontspannen manier kunnen doen. In dit hoofdstuk zullen we het ook hebben over meditatie samen met de kennis van God. Het is noodzakelijk om beide samen te doen, dat is mijn ervaring.

Beste lezers, ik heb enkele verzen uit de Bhagavad Gita in mijn leven meegenomen. Die verzen zijn uit het hoofd geleerd. Ik zing ze elke dag. Er is ook diepe meditatie gedaan op deze verzen. Met deze kennis ben ik getransformeerd en zal jouw leven ook worden veranderd. Mijn leven is veranderd, dus ik neem deze kennis op in dit boek. Met deze kennis van God heb ik het antwoord gevonden op elke levensvraag. Er is geen vraag in deze wereld die God niet heeft beantwoord in de Bhagavad Gita. Sinds ik deze kennis heb opgedaan, zit ik nergens in mijn leven vast. Vaak lopen we op veel plaatsen vast. Onder bepaalde omstandigheden niet in staat om beslissingen te nemen. Kan niet eens onderscheid maken tussen goed en fout. Maar als je de kennis van God hebt, dan neem je de beslissing in een oogwenk. Er zijn twee dingen in deze materiële wereld, de ene realiteit en de andere maya. Tot op de dag van vandaag hebben we Maya allemaal als de realiteit beschouwd en wisten we niet wat de realiteit is. Dit is de oorzaak van ons verdriet. Lijden is niets anders dan alle ellende die voortkomt uit deze onwetendheid. Na deze kennis zul je in staat zijn om het verschil tussen realiteit en maya te kennen. Met deze nauwkeurige kennis zal al uw verdriet eindigen.

Een ding dat me is opgevallen, is dat we niet alleen in India, maar over de hele wereld alleen het fysieke lichaam behandelen. Alle ziekenhuizen, klinieken behandelen alleen het fysieke lichaam. Dit is de reden waarom we niet het volledige voordeel krijgen. Aan de ene kant worden we behandeld en aan de andere kant eten we pillen tegen depressie en slapeloosheid. Het beheersen van de geest en het genezen van de geest zal met deze pillen niet worden gedaan. Slaap komt niet van pillen. Als je na het innemen van één pil vandaag slaapt, dan slaap je na 4 maanden na het innemen van 2 pillen. Omdat nu de dosis van één pil niet werkt. Op deze manier zal de hoeveelheid steeds groter worden, hoeveel pillen ga je eten. Daarom is het erg belangrijk om kennis te hebben van de ultieme waarheid. Want na het kennen van de ultieme waarheid is er geen medicijn meer nodig.

Bhagwat Gita - Enkele verzen

na jāyate mriyate vā kadāchin
nāyaṁ bhūtvā bhavitā vā na bhūyaḥ
organisatie nityaḥ śhāśhvato 'yaṁ purāṇo
na hanyate hanyamāne śharīre - 2.20

De ziel wordt niet geboren en sterft nooit; en omdat het ooit heeft bestaan, houdt het ook nooit op te bestaan. De ziel is zonder geboorte, eeuwig, onsterfelijk en tijdloos. Het wordt niet vernietigd wanneer het lichaam wordt vernietigd.

vāsānsi jīrṇāni yathā vihāya

navāni gṛihṇāti naro 'parāṇi

tathā śharīrāṇi vihāya jīrṇānya

nyāni sanyāti navāni dehī - 2.22

Zoals een persoon versleten kledingstukken afwerpt en nieuwe draagt, evenzo werpt de ziel op het moment van overlijden haar versleten lichaam af en gaat een nieuw binnen.

nainaṁ chhindanti śastrāṇi nainaṁ dahati

pāvakaḥ

na chainaṁ kledayantyāpo na śhoṣhayati

mārutaḥ - 2.23

Wapens kunnen de ziel niet verscheuren, noch kan vuur haar verbranden. Water kan het niet nat maken, noch kan de wind het drogen.

achchhedyo 'yam adāhyo 'yam akledyo 'śhoṣhya eva cha
nityaḥ sarva-gataḥ sthāṇur achalo 'yaṁ sanātanaḥ -

De ziel is onbreekbaar en onbrandbaar; het kan niet worden bevochtigd of gedroogd. Het is eeuwig, overal, onveranderlijk, onveranderlijk en oorspronkelijk.

karmaṇy-evādhikāras de mā phaleṣhu
kadāchana
door karma-phala-hetur bhūr door de saṅgo

'stvakarmaṇi - 2.47

Je hebt het recht om je voorgeschreven plichten uit te voeren, maar je hebt geen recht op de vruchten van je daden. Beschouw jezelf nooit als de oorzaak van de resultaten van je activiteiten, en wees ook niet gehecht aan passiviteit.

yoga-sthaḥ kuru karmāṇi saṅgaṁ tyaktvā
dhanañjaya
siddhy-asiddhyoḥ samo bhūtvā samatvaṁ
yoga uchyate - 2.48

Wees standvastig in het vervullen van je plicht, o Arjun, en laat je gehechtheid aan succes en mislukking varen. Een dergelijke gelijkmoedigheid wordt Yog genoemd.

yaḥ sarvatrānabhisne heeft tat tat prāpya
śhubhāśhubham
nābhinandati na dveṣhṭi tasya prajñā
pratiṣhṭhitā - 2,57

Iemand die onder alle omstandigheden ongebonden blijft en noch verheugd is over geluk, noch neerslachtig is door tegenspoed, hij is een wijze met perfecte kennis.

yadā sanharate chāyaṁ kūrmo 'ṅgānīva
sarvaśhaḥ
indriyāṁndriyārthebhyas tasya prajñā
pratiṣhṭhitā - 2,58

Iemand die in staat is de zintuigen van hun objecten terug te trekken, net zoals een schildpad zijn ledematen in zijn schild terugtrekt, is gevestigd in goddelijke wijsheid.

dhyāyato viṣhayān puṁsaḥ saṅgas
teṣhūpajāyate
saṅgāt sañjāyate kāmaḥ kāmāt krodho
'bhijāyate 2.62

Terwijl men nadenkt over de objecten van de zintuigen, ontwikkelt men gehechtheid aan hen. Gehechtheid leidt tot verlangen, en uit verlangen ontstaat woede.

krodhād bhavati sammohaḥ sammohāt

smṛti-vibhramaḥ

smṛti-bhranśhād buddhi-nāśho buddhi-

nāśhāt praṇaśhyati -2.63

Woede leidt tot vertroebeling van het oordeel, wat resulteert in verbijstering van het geheugen. Wanneer het geheugen verbijsterd is, wordt het intellect vernietigd; en wanneer het intellect wordt vernietigd, is men geruïneerd.

rāga-dveṣha-viyuktais tu viṣhayān

indriyaiśh charan

ātma-vaśhyair-vidheyātmā prasādam

adhigachchhati - 2.64

Maar iemand die de geest beheerst en vrij is van gehechtheid en afkeer, zelfs als hij de objecten van de zintuigen gebruikt, bereikt de genade van God.

indriyāṇāṁ is het kenmerk van de geest

tadasya harati prajñāṁ vāyur nāvam

ivāmbhasi - 2,67

Net zoals een sterke wind een boot van zijn gecharterde koers op het water drijft, kan zelfs een van de zintuigen waarop de geest zich richt, het intellect op een dwaalspoor brengen.

āpūryamāṇam achala-pratiṣhṭham

samudram āpaḥ praviśhanti yadvat

tadvat kamā yaṁ praviśhanti sarve

sa śhāntim āpnoti na kāma-kāmī - 2,70

Net zoals de oceaan ongestoord blijft door de onophoudelijke stroom van water van rivieren die erin samenvloeien, zo bereikt de wijze die onbewogen blijft ondanks de stroom van begeerlijke objecten overal om hem heen vrede, en niet de persoon die ernaar streeft verlangens te bevredigen.

vihāya kāmān yaḥ sarvān pumānśh

charati niḥspṛihaḥ

nirmamo nirahankāraḥ sa śāntim

adhigachchhati - 2.711

Die persoon, die alle materiële verlangens opgeeft en leeft zonder een gevoel van hebzucht, eigendom en egoïsme, bereikt volmaakte vrede.

prakṛteḥ kriyamāṇāni guṇaiḥ karmāṇi

sarvaśaḥ

ahankāra-vimūḍhātmā kartāham iti

manyate - 3.27

Alle activiteiten worden uitgevoerd door de drie hoedanigheden van de materiële natuur. Maar in onwetendheid denkt de ziel, misleid door valse identificatie met het lichaam, van zichzelf als de doener.

śreyān swa-dharmo viguṇaḥ para-

dharmāt sv-anuṣḥṭhitāt

swa-dharme nidhanaṁ śreyaḥ para-

dharmo bhayavahaḥ 3.35

Het is veel beter om iemands natuurlijke voorgeschreven plicht te vervullen, ook al zijn er fouten, dan om de voorgeschreven plicht van een ander te vervullen, hoewel perfect. In feite is het beter om te sterven terwijl je je plicht vervult, dan het pad van een ander te volgen, dat vol gevaar zit.

kāma eṣha krodha eṣha rajo-guṇa-

samudbhavaḥ

mahāśhano mahā-pāpmā viddhyenam iha
vairiṇam

De Allerhoogste Heer zei: Het is alleen lust, die wordt geboren uit contact met de hoedanigheid hartstocht, en die later wordt omgezet in woede. Weet dit als de zondige, allesverslindende vijand in de wereld.

indriyāṇi mano buddhir asyādhiṣhṭhānam
uchyate
etair vimohayatyeṣha jñānam āvṛitya
dehinam 3.40

Er wordt gezegd dat de zintuigen, de geest en het intellect broedplaatsen van verlangen zijn. Door hen vertroebelt het iemands kennis en bedriegt het de belichaamde ziel.

imaṁ vivasvate yogaṁ proktavān aham
avyayam
vivasvān manave prāha manur
ikṣhvākave 'bravīt

4.01

De Allerhoogste Heer Shree Krishna zei: Ik onderwees deze eeuwige wetenschap van Yog aan de Zonnegod, Vivasvan, die het doorgaf aan Manu; en Manu op zijn beurt instrueerde het aan Ikshvaku.

vīta-rāga-bhaya-krodhā man-mayā mām upāśhritāḥ
bahavo jñāna-tapasā pūtā mad-bhāvam āgatāḥ - 4.10

Omdat ze vrij waren van gehechtheid, angst en woede, volledig in Mij opgaan en hun toevlucht tot Mij zochten, raakten veel mensen in het verleden gezuiverd door kennis van Mij, en bereikten zo Mijn goddelijke liefde.

tyaktvā karma-phalāsaṅgaṁ nitya-tṛpto nirāśhrayaḥ
karmaṇyabhipravṛitto 'pi naiva kiñchit karoti saḥ - 4.20

Zulke mensen, die de gehechtheid aan de vruchten van hun acties hebben opgegeven, zijn altijd tevreden en niet afhankelijk van externe dingen. Ondanks dat ze activiteiten ondernemen, doen ze helemaal niets.

nirāśhīr yata-chittātmā tyakta-sarva-parigrahaḥ śhārīraṁ kevalaṁ karma
kurvan nāpnoti kilbiṣham - 4.21

Vrij van verwachtingen en het gevoel van eigenaarschap, met de geest en het intellect volledig onder controle, begaan ze geen zonde, ook al voeren ze handelingen uit met hun lichaam.

yadrichchhā-lābha-santushto dvandvātīto vimatsaraḥ

samaḥ siddhāvasiddhau cha kritvāpi na nibadhyate - 4.22

Tevreden met wat voor winst dan ook uit zichzelf komt, en vrij van afgunst, staan ze boven de dualiteiten van het leven. Omdat ze evenwichtig zijn in succes en falen, zijn ze niet gebonden aan hun acties, zelfs niet tijdens het uitvoeren van allerlei soorten activiteiten.

apāne juhvati prāṇaṁ prāṇe 'pānaṁ tathāpare
prāṇāpāna-gatī ruddhvā prāṇāyāma-parāyaṇāḥ
niyatāhārāḥ prāṇān prāṇeshu juhvati verschijnt
sarve 'pyete yajña-vido yajña-kṣhapita-kalmaṣhāḥ

Weer anderen offeren als offer de uitgaande adem in de inademing, terwijl weer anderen de inademing in de uitademing offeren. Sommigen oefenen moeizaam prāṇāyām uit en bedwingen de inkomende en uitgaande ademhalingen, puur verzonken in de regulering van de levensenergie. Weer anderen beperken hun voedselinname en offeren de adem in de levensenergie. Al deze kenners van opoffering worden gereinigd van hun onzuiverheden als resultaat van dergelijke prestaties.

yaj jñātvā na punar moham evaṁ yāsyasi

pāṇḍava -

hij bhūtānyaśheṣheṇa

drakṣhyasyātmanyatho mayi - 4.35

Als je dit pad volgt en de verlichting hebt bereikt van een goeroe, o Arjun, zul je niet langer in waanvoorstellingen vervallen. In het licht van die kennis zul je zien dat alle levende wezens slechts delen zijn van de Allerhoogste en in Mij zijn.

api ched asi pāpebhyaḥ sarvebhyaḥ pāpa-

kṛit-tamaḥ

sarvaṁ jñāna-plavenaiva vṛijinaṁ

santariṣhyasi - 4.36

Zelfs degenen die als de meest immorele van alle zondaars worden beschouwd, kunnen deze oceaan van materieel bestaan oversteken door plaats te nemen in de boot van goddelijke kennis.

śhraddhāvānlabhate jñānaṁ van de paraḥ

sanyatendriyaḥ

jñānaṁ labdhvā parāṁ śhāntim

achireṇādhigachchhati -4,39

Degenen wiens geloof diep is en die hebben geoefend om hun geest en zintuigen te beheersen, verwerven goddelijke kennis. Door zulke transcendentale kennis bereiken ze snel de eeuwige opperste vrede.

jitātmanaḥ praśhāntasya paramātmā

samāhitaḥ

śhītoṣhṇa-sukha-duḥkheṣhu tathā

mānāpamānayoḥ - 6.7

De yogi's die de geest hebben overwonnen, stijgen uit boven de dualiteiten van koude en hitte, vreugde en verdriet, en eer en oneer. Zulke yogi's blijven vredig en standvastig in hun toewijding aan God.

ananya-chetāḥ satataṁ yo māṁ smarati

nityaśhaḥ

tasyāhaṁ sulabhaḥ pārtha nitya-yuktasya

yoginaḥ - 8.14

O Parth, voor die yogi's die altijd met exclusieve toewijding aan mij denken, ben ik gemakkelijk te bereiken vanwege hun constante verzonkenheid in mij.

mayā tatam idaṁ sarvaṁ jagad avyakta-mūrtina

mat-sthāni sarva-bhūtāni na chāhaṁ teṣhvavasthitaḥ -9.4

Deze hele kosmische manifestatie is door Mij doordrongen in Mijn ongemanifesteerde vorm. Alle levende wezens wonen in mij, maar ik woon niet in hen.

na cha mat-sthāni bhūtāni paśhya me yogam aiśhwaram

bhūta-bhṛin na cha bhūta-stho mamātmā

bhūta-bhāvanaḥ - 9.5

En toch blijven de levende wezens niet in Mij. Aanschouw het mysterie van Mijn goddelijke energie! Hoewel ik de Schepper en Onderhouder ben van alle levende wezens, word ik niet door hen of door de materiële natuur beïnvloed.

patraṁ puṣhpaṁ phalaṁ toyaṁ yo me bhaktyā Prayachchhati

tadaham bhaktyupahṛitam aśhnāmi

bidatātmanaḥ - 9.26

Als iemand mij met toewijding een blad, een bloem, een vrucht of zelfs water aanbiedt, neem ik heerlijk deel aan dat item dat met liefde wordt aangeboden door mijn toegewijde in puur bewustzijn.

man-manā bhava mad-bhakto mad-yājī

mām namaskuru

mām evaiṣhyasi yuktvaivam ātmānam

mat-parāyaṇaḥ - 9.34

Denk altijd aan mij, wees mij toegewijd, aanbid mij en betuig mij eerbetuigingen. Nadat je je lichaam en geest aan Mij hebt toegewijd, zul je zeker naar Mij komen.

aham ātmā guḍākeśha sarva-bhūtāśhaya-

sthitaḥ

aham ādiśh cha madhyam cha bhūtānām

anta eva cha - 10.20

O Arjun, ik zit in het hart van alle levende wezens. Ik ben het begin, het midden en het einde van alle wezens.

daṇḍo damayatām asmi nītir asmi

jigīṣhatām

maunaṁ chaivāsmi guhyānāṁ jñānaṁ

jñānavatām aham

Ik ben slechts een straf onder de middelen om wetteloosheid te voorkomen, en correct gedrag onder degenen die de overwinning zoeken. Onder geheimen ben ik stilte, en in de wijzen ben ik hun wijsheid.

Yach chāpi sarva-bhūtānāṁ bījaṁ tad

aham, o Arjuna

na tad asti vinā yat syān mayā bhūtaṁ

charācharam

Ik ben het voortbrengende zaad van alle levende wezens, O Arjun. Geen bewegend of niet-bewegend schepsel kan zonder mij bestaan.

yad yad vibhūtimat sattvaṁ śhrīmad

ūrjitam eva vā

tat tad evāvagachchha tvaṁ mama tejo

'nśha-sambhavam

Wat je ook ziet als mooi, glorieus of krachtig, weet dat het voortkomt uit slechts een vonk van mijn luister.

atha vā bahunaitena kiṁ jñātena
tavārjuna
viṣṭabhyāham idaṁ kṛtsnam ekānśhena
sthito jagat

Welke behoefte is er aan al deze gedetailleerde kennis, O Arjun? Weet gewoon dat ik door een fractie van mijn wezen deze hele schepping doordring en ondersteun.

śrī-bhagavān uvācha
kalo 'smi loka-kṣhaya-kṛit pravṛiddho
lokān samāhartum iha pravṛittaḥ
ṛite 'pi tvāṁ na bhaviṣhyanti sarve
ye 'vasthitāḥ pratyanīkeṣhu yodhāḥ - 11.32

De Allerhoogste Heer zei: Ik ben de machtige Tijd, de bron van vernietiging die tevoorschijn komt om de werelden te vernietigen. Zelfs zonder jouw deelname zullen de krijgers in het vijandige leger ophouden te bestaan.

ye tv akṣharam anirdeśhyam avyaktaṁ
paryupāsate
sarvatra-gam achintyañcha kūṭa-stham
achalandhruvam

sanniyamyendriya-grāmaṁ sarvatra

sama-buddhayaḥ

te prāpnuvanti mām eva sarva-bhūta-hite

ratāḥ

Maar degenen die het vormloze aspect van de Absolute Waarheid aanbidden - het onvergankelijke, het ondefinieerbare, het ongemanifesteerde, het alles doordringende, het ondenkbare, het onveranderlijke, het eeuwige en het onbeweeglijke - door hun zintuigen in bedwang te houden en overal gelijk van geest te zijn, zulke personen, die zich bezighouden met het welzijn van alle wezens, bereiken Mij ook.

ye tu sarvāṇi karmāṇi mayi sannyasya

mat-paraḥ

ananyenaiva yogena māṁ dhyāyanta

upāsate

teṣhām ahaṁ samuddhartā mṛtyu-

saṁsāra-sāgarāt

bhavami na chirāt pārtha mayy āveśhita-

chetasām

Maar degenen die al hun handelingen aan mij opdragen, mij beschouwen als het allerhoogste doel, mij aanbidden en op mij mediteren met exclusieve toewijding, O Parth, ik verlos hen snel uit de oceaan van geboorte en dood, want hun bewustzijn is verenigd met mij.

mahā-bhūtāny ahankāro buddhir
avyaktam eva cha

indriyāṇi daśhaikaṁ cha pañcha

chendriya-gocharāḥ

Het veld van activiteiten is samengesteld uit de vijf grote elementen, het ego, het intellect, de ongemanifesteerde oermaterie, de elf zintuigen (vijf kenniszintuigen, vijf werkende zintuigen en geest) en de vijf zintuigobjecten.

ichchhā dveṣhaḥ sukhaṁ duḥkhaṁ

saṅghātaśh chetanā dhṛitiḥ

etat kṣhetraṁ samāsena sa-vikāram

udāhṛitam

Verlangen en afkeer, geluk en ellende, het lichaam, het bewustzijn en de wil - dit alles omvat het veld en zijn modificaties.

amānitvam adambhitvam ahinsā kṣhāntir
āryavam

āchāryopāsanaṁ śhauchaṁ sthairyam

ātma-vinigrahaḥ

indriyārtheṣhu vairāgyam anahankāra
eva cha

janma-mṛtyu-jarā-vyādhi-duḥkha-
doṣhānudarśhanam

asaktir anabhiṣhvangaḥ putra-dāra-
gṛhādiṣhu

nityaṁ cha sama-chittatvam
iṣhṭāniṣhṭopapattiṣhu

mayi chānanya-yogena bhaktir
avyabhichāriṇī

vivikta-deśha-sevitvam aratir jana-
sansadi

adhyātma-jñāna-nityatvaṁ tattva-
jñānārtha-darśhanam

etaj jñānam iti proktam ajñānaṁ yad ato
'nyathā

Nederigheid; vrijheid van hypocrisie; geweldloosheid; vergiffenis; eenvoud; dienst van de Guru; reinheid van lichaam en geest; standvastigheid; en zelfbeheersing; onthechting jegens de objecten van de zintuigen; afwezigheid van egoïsme; rekening houdend met het kwaad van geboorte, ziekte, ouderdom en dood; niet-gehechtheid; afwezigheid van vasthouden aan echtgenoot, kinderen, huis, enzovoort; gelijkmoedigheid te midden van gewenste en ongewenste gebeurtenissen in het leven; constante en exclusieve toewijding aan Mij; een neiging tot eenzame plekken en een afkeer van de alledaagse samenleving; standvastigheid in spirituele kennis; en filosofisch streven naar de Absolute Waarheid - dit alles verklaar ik kennis te zijn, en wat daarmee in tegenspraak is, noem ik onwetendheid.

sarva-dvāreṣhu dehe 'smin prakāśha

upajāyate

jñānaṁ yadā tadā vidyād vivṛddhaṁ

sattvam ity uta

lobhaḥ pravṛttir ārambhaḥ karmaṇām

aśhamaḥ spṛhā

rajasy etāni jāyante vivṛddhe

bharatarṣhabha

aprakāśho 'pravṛttiśh cha pramādo moha

eva cha

tamasy etāni jāyante vivṛddhe kuru-

nandana

Wanneer alle poorten van het lichaam verlicht zijn door kennis, weet dan dat het een manifestatie is van de hoedanigheid goedheid. Wanneer de hoedanigheid hartstocht overheerst, O Arjun, ontwikkelen zich de symptomen van hebzucht, inspanning voor werelds gewin, rusteloosheid en begeerte. O Arjun, onwetendheid, inertie, nalatigheid en begoocheling - dit zijn de dominante tekenen van de hoedanigheid onwetendheid.

sattvāt sañjāyate jñānaṁ rajaso lobha eva cha
pramāda-mohau tamaso bhavato 'jñānam eva cha

Uit de hoedanigheid goedheid komt kennis voort, uit de hoedanigheid hartstocht komt hebzucht voort, en uit de hoedanigheid onwetendheid ontstaan nalatigheid en begoocheling.

De essentie van de Bhagavad Gita zoals ik die begreep en in me opnam.

Wij zijn niet het lichaam. Wij zijn ziel. Het lichaam is als een doek. Zoals we onze kleren blijven veranderen, op dezelfde manier waarop wij, de ziel, het lichaam blijven veranderen. Net zoals we niet gehecht zijn aan kleding, zo zouden we ook niet gehecht moeten zijn aan het lichaam. Deze gehechtheid is de oorzaak van verdriet. Er is geen dood van de ziel, dus waar moeten we bang voor zijn? Morgen zijn we er nog. Was er al vóór deze schepping, zal er ook na het einde van deze wereld zijn. Dus verwijder angst uit je geest. De ziel is het deel van God. Dit zegt de Heer zelf in hoofdstuk 10.

juiste manier van handelen
We hebben het recht om het werk te doen, maar de vrucht van de actie ligt niet in onze handen, maar in de handen van God. Daarom moeten we doorgaan met ons werk, zonder te denken dat we zullen slagen of falen. We zullen winnen of verliezen. Zullen we sterven of leven? Karma moet worden gedaan volgens de plichten. Karma mag nooit worden gedaan om iemands verlangens te vervullen. De persoon die werkt voor de vervulling van zijn verlangens is altijd ongelukkig. Want verlangen is een last. Nieuwe verlangens worden

altijd in ons geboren. Na de vervulling van een wens ontstaat een ander verlangen. Dus hoeveel wensen ga je vervullen? Er komt geen einde aan verlangens. Daarom moet het leven worden geleefd met plicht en niet voor de vervulling van iemands verlangens.

In elke omstandigheid hebben we een eigengerechtigheid. En de svadharma van ons allemaal is anders in verschillende omstandigheden. Daarom mogen we geen werk doen dat door niemand gezien wordt. Er moet gewerkt worden volgens de eigen religie. In sommige omstandigheden kan het voor mij Swadharma zijn om iemands leven te nemen. En het leven geven aan iemand onder welke omstandigheden dan ook kan voor mij ook Swadharma zijn. U moet beslissen wat uw Swadharma is onder bepaalde omstandigheden.

Doe karma door boven winst en verlies uit te stijgen.

Door keer op keer over een onderwerp na te denken, raken we gehecht aan dat onderwerp. Het onderwerp kan hier zowel een persoon als een object zijn. Door steeds weer ergens over te mediteren ontstaat er een verlangen om dat onderwerp te bereiken. Als dat ding niet wordt ontvangen, zal er woede ontstaan. En ons geheugen wordt verward met woede. En wiens geheugen verward is, wordt het intellect van die persoon vernietigd, omdat het intellect alleen op de herinneringen rust. Als ik alle herinneringen uit je hoofd wis, zie je er gek uit.

Er gebeuren twee dingen door over de onderwerpen na te denken: het onderwerp wordt bereikt of het wordt niet bereikt. De beschrijving van wat er zal gebeuren als het niet wordt ontvangen, is hierboven gegeven. Als ik het begrijp, zal ik beschrijven wat er zal gebeuren. Als het object wordt gewonnen, bestaat de angst om het te verliezen. De problemen gaan niet over. Er zijn problemen bij het ontvangen en niet bij het ontvangen. We blijven altijd denken dat als we zoiets vruchtbaars krijgen, het geluk zal komen. Maar zelfs na het bereiken is geluk tijdelijk. Eigenlijk zit geluk niet in de onderwerpen, we zoeken de verkeerde wereld, geluk zit in jou. Als je niet gelooft, doe dan meditatie en zie, de melk van melk zal water van water worden. Ik heb het zelf ervaren, je moet het ook eens proberen. Daarom zal contemplatie van onderwerpen altijd tot verdriet leiden.

Woede komt voort uit verlangens, dus bewaar geen verlangens. zeg ik keer op keer. Leef het leven niet om verlangens te vervullen, maar om plichten te vervullen. Verlangen is onze vijand, het is onze vijand. Hoe sneller je deze vijand doodt, hoe beter.

Je kunt perfect zijn van binnenuit, nu en op dit moment. Maar van buitenaf kan het nooit perfect zijn. Wees dus altijd tevreden. Omdat je in het leven niet tevreden kunt zijn, zelfs niet door alles van buitenaf te bereiken. Leer dus vandaag en nu tevreden te zijn.

Deze hele wereld is een positie in God. God heeft de wereld overgenomen. Je moet dit vreemd gevonden hebben, hoe kan God zo'n enorme schepping vasthouden. Ik zou een voorbeeld willen geven, dit lichaam is door ons bezeten, d.w.z. een subtiele ziel. Wat niet eens zichtbaar is, is zo subtiel. Zolang er een ziel in het lichaam is, blijft zo'n groot lichaam bewegen, maar zodra die subtiele ziel het lichaam verlaat, valt het lichaam op dezelfde manier met een knal naar beneden. Op dezelfde manier als een subtiele ziel zo'n groot lichaam vasthoudt, zo onderhoudt de Heer de hele schepping.

Wees trouw en heb vertrouwen in God. Begroet ze altijd. Onthoud ze altijd. Wees hem altijd dankbaar. Dank God voor alles. Zet je geest in hen.

Laatste paar woorden

Beste lezers,

Ik werk op dit gebied van de afgelopen twee jaar. In de afgelopen twee jaar hebben duizenden mensen, door de instructies van mij te volgen, hun vele ziekten genezen door zich te verbinden met de natuur en de natuur te adopteren. Daarom is deze ervaring niet alleen van mij, maar is de ervaring van duizenden andere mensen er ook aan toegevoegd. Ik zou dit boek nooit in mijn leven hebben kunnen schrijven en als ik het heb kunnen schrijven, dan heb ik het kunnen schrijven dankzij deze duizenden mensen, omdat deze mensen de opslagplaats van mijn vertrouwen zijn. Ik was iemand die minder met mensen sprak. Met weinig mensen contact gehad. Het was voor mij onmogelijk om ergens op een podium te spreken. Maar vandaag ben ik een ander mens. Dit alles van kennis zelf, wanneer kennis in een persoon stroomt, wordt hij een heel andere kracht.

Uiteindelijk zou ik tegen jullie allemaal willen zeggen dat je je ook moet verbinden met de natuur en natuurlijk voedsel moet adopteren als je je hele leven ziektevrij wilt blijven. Wie kan er beter over uw gezondheid vertellen dan u? We begrijpen de hoogste waarde van gezondheid als we ziek zijn. Waarom begrijpen we niet eerder, eerst hebben we dit absoluut vrij gekregen van God. En we hebben gezegd dat we de gratis ontvangen dingen waarderen. Dus als je het weer krijgt, weet je ook de waarde ervan. En als de waarde bekend is, dan worden alleen puur natuurlijk voedsel en positieve gedachten in dit lichaam gestopt. En dan zul je volledig op de hoogte raken van dit lichaam, wat goed is en wat schadelijk is voor dit lichaam. De kennis waar ik het hier over heb is die van voedsel en gedachten die heilzaam zijn voor het lichaam, en niet van het lichaam om in het lichaam door te dringen. Dat lukt je nooit, ook al duurt het eeuwen. Alle door God geschapen dingen behoren tot kennis en de natuur is ook door God geschapen. Daarom weet de natuur meer over ons lichaam dan wij. Daarom is het voedsel dat door de natuur wordt bereid absoluut geschikt voor ons lichaam, en het voedsel dat we bereiden is niet geschikt voor ons lichaam. Daarom, wanneer mensen volledig natuurlijk voedsel eten, worden hun ziekten genezen, het enige verschil is dat de natuur volledige kennis heeft en wij half onvolledig.

Ik heb dit boek alleen en alleen kunnen schrijven omdat ik twee jaar lang een leven in de hel heb geleefd, dus ik ken de waarde van deze kennis. Ik heb dit boek zelfs na het wakker worden om twee uur 's nachts geschreven, omdat ik overdag geen tijd kon krijgen. Waarom ben ik 's nachts opgestaan en schrijven, omdat ik de prijs van deze waardevolle kennis ken. Ik weet dit, als ik deze kennis had voordat ik ziek werd, zou ik geen twee jaar in de hel hebben geleefd.

Beste lezers,

Als er een tegenstrijdigheid is in twee van mijn dingen, dan kunnen er maar twee dingen zijn: of ik ben niet in staat om het met woorden uit te leggen, of jij bent niet in staat om het te begrijpen. We kunnen niet alles met woorden uitdrukken. Stel dat je nog nooit papaja hebt gegeten, hoe kan ik je nu uitleggen hoe zoet papaja is. We noemen elke zoetheid zoet. Maar de waarheid is dit niet. Is de zoetheid van gulab jamun vergelijkbaar met de zoetheid van papaja? Maar we zeggen dat papaya zoet is, maar Gulab Jamun wordt ook wel zoet genoemd. Ik probeer alleen uit te leggen dat niet alles in woorden kan worden uitgedrukt, sommige dingen worden alleen begrepen door te ervaren. Deze volledige kennis is vol waarheid, dus wees vrij van twijfels en assimileer deze kennis.

Bedankt,

Yogacharya Shri Anmol Yadav

BesteVrienden
Als er een fout is in de vertaling van dit boek, vergeef me dan alstublieft, ik probeer alleen de kennis van deze ware en pure ervaring in deze taal aan u over te brengen. Ik ken de waarde van deze kennis. Want door gebrek aan deze kennis heb ik 2 jaar geleden.

Ik geef altijd mijn contactgegevens omdat ik maatschappelijk werker ben. Als je me niet kunt bereiken, is mijn sociale dienst tevergeefs.
Mobiel & whatsapp- (India) +91-9115112763, +91-8054499284

Links naar sociale media
Youtube - Yogacharya Shri Anmol Yadav
Facebook - Yogacharya Shri Anmol Yadav
Amazon Alle boeken -
www.amazon.com/author/anmolyadav

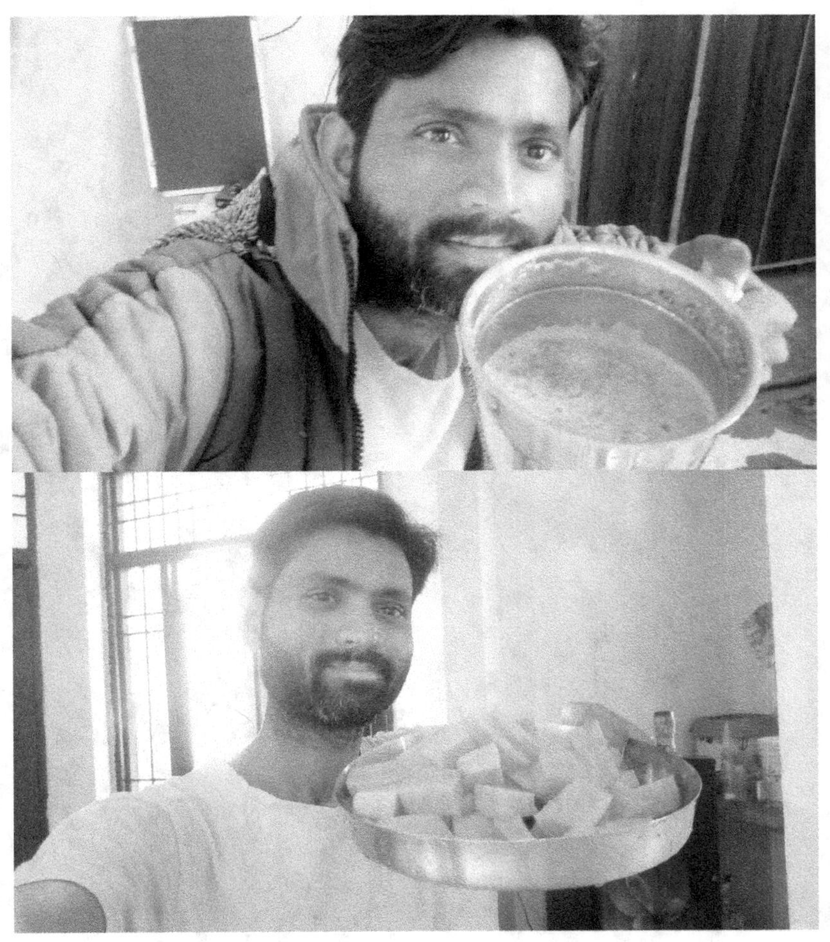

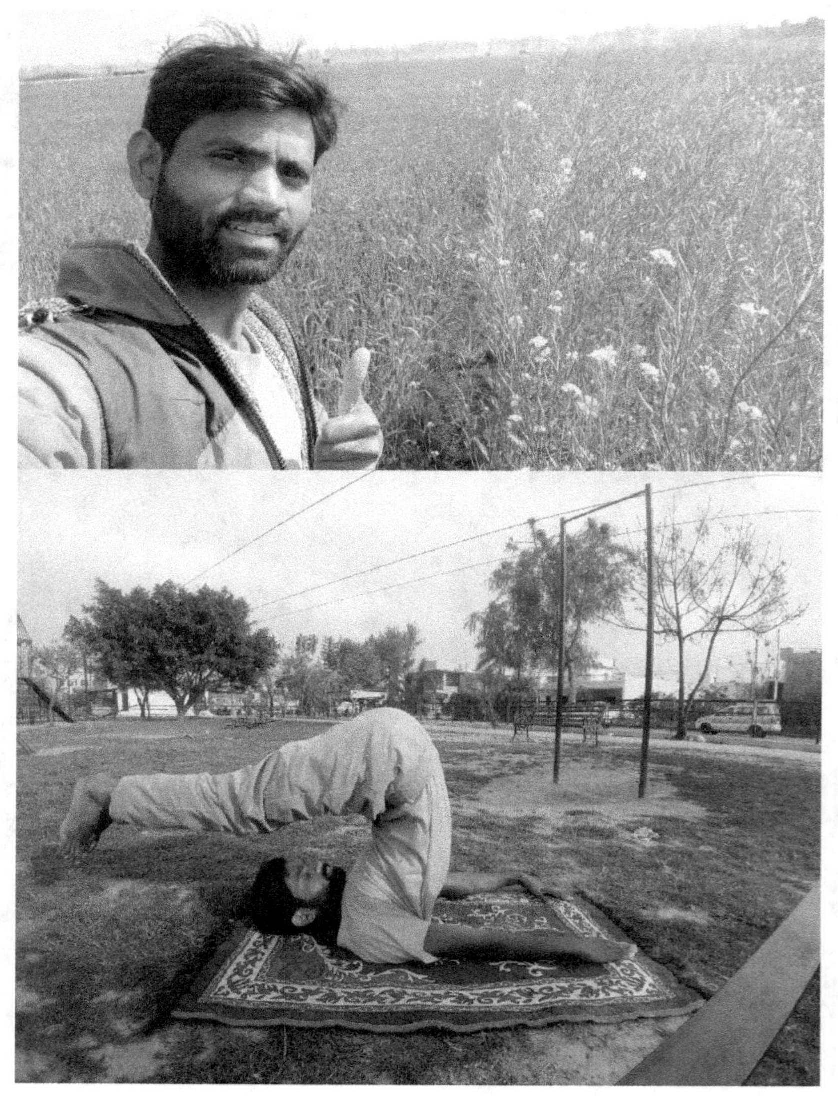

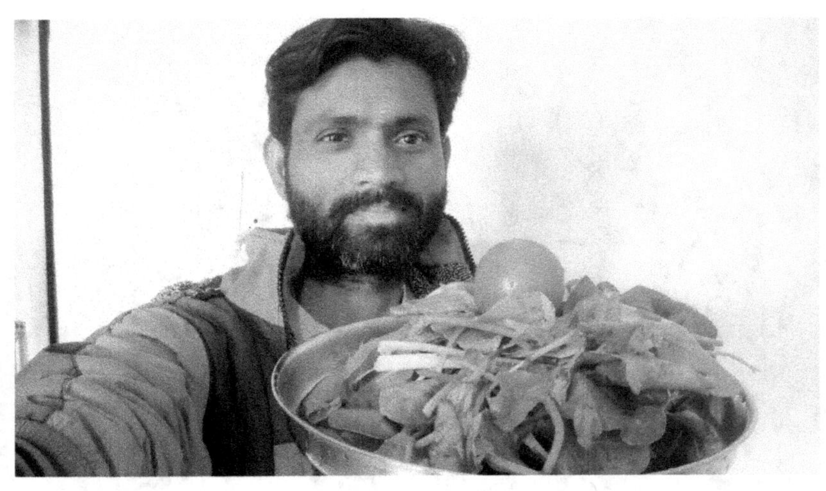

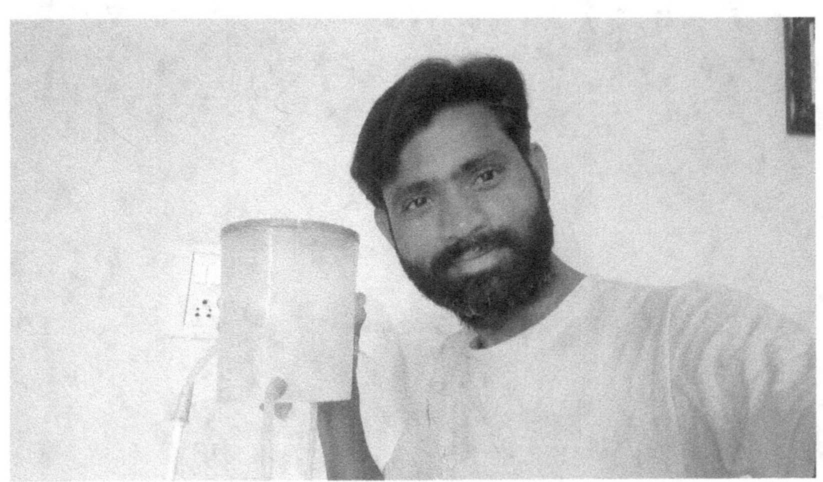

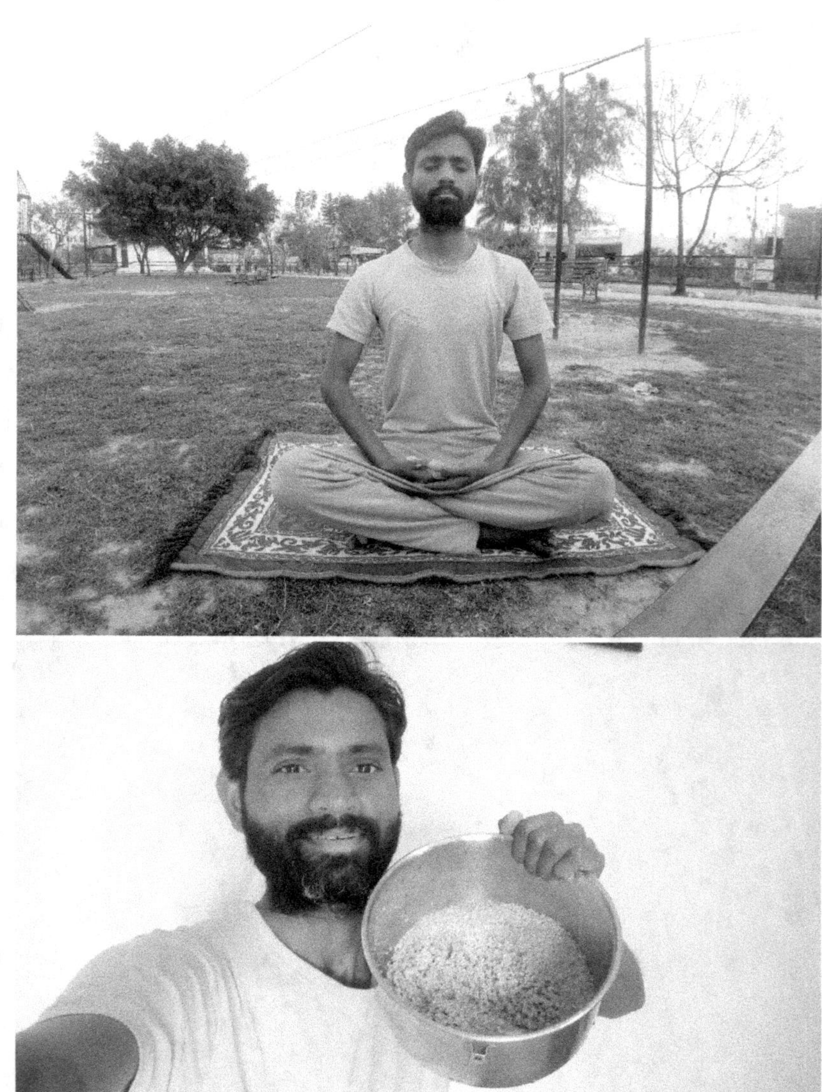

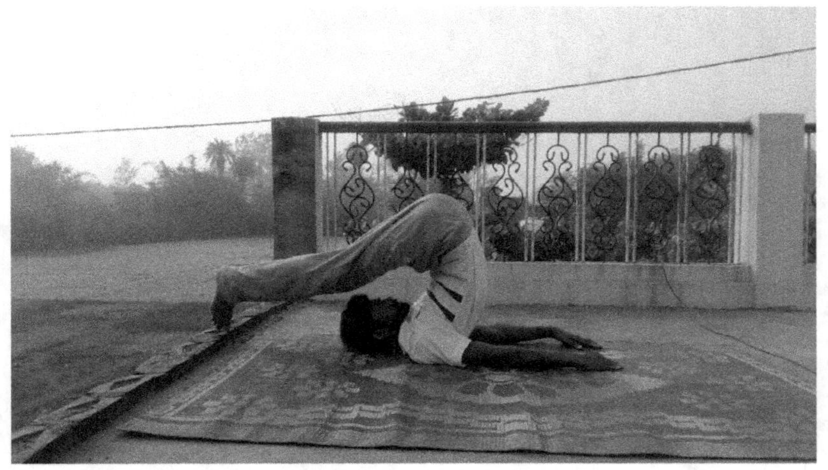

www.ingramcontent.com/pod-product-compliance
Lightning Source LLC
Chambersburg PA
CBHW051816250726
48659CB00005B/1517